モテ美骨！

ドキッとさせる「美骨美人」になる7日間プログラム

溝渕博紀
ひかり整骨院院長　柔道整復師

合同フォレスト

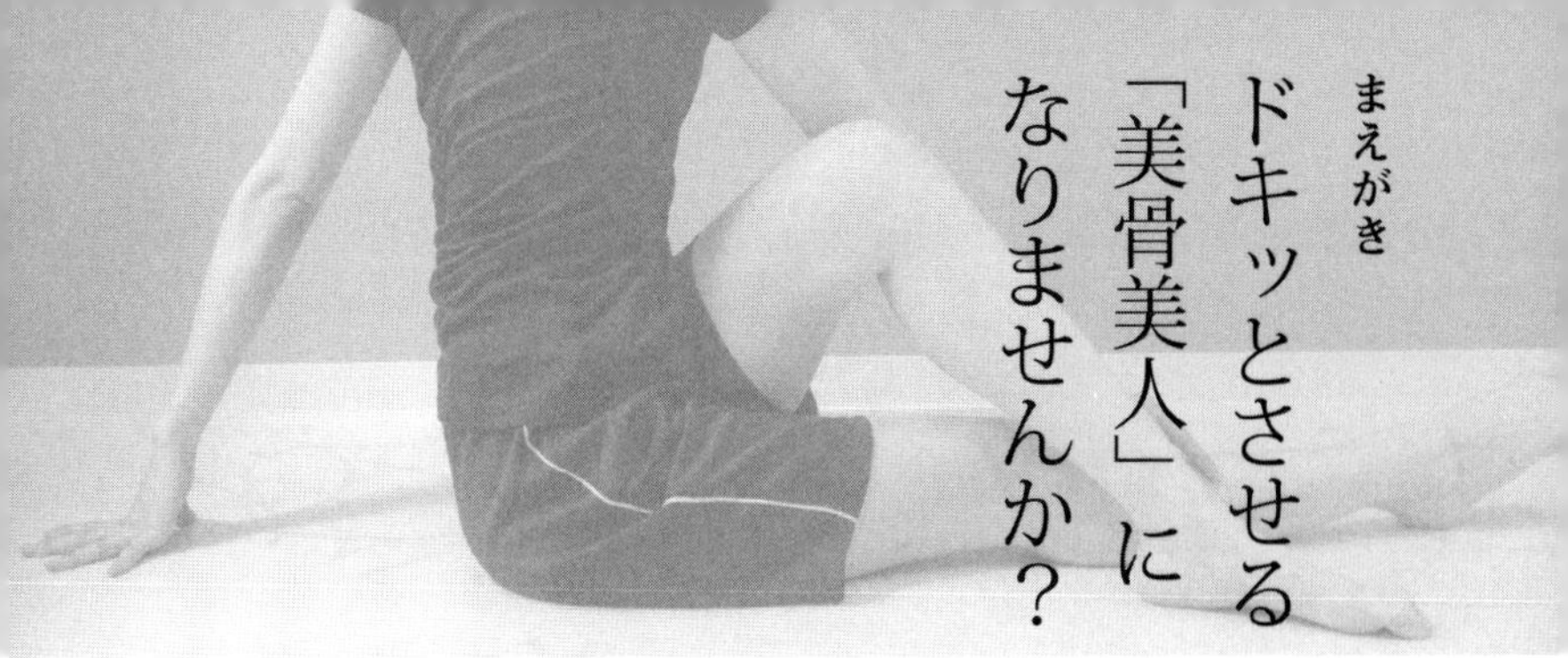

まえがき

ドキッとさせる「美骨美人」になりませんか？

「ダイエットに成功してオシャレな服が着られるようになりました！」（28歳女性）

「会社で上司や同僚から『最近キレイになったね』とよく声をかけられます」（32歳女性）

「小学校の授業参観で『○○ちゃんのママが一番キレイ』と言われ、子どもが喜んでいます」（35歳女性）

これらは「美骨美人」になった女性の皆さんから、数多く寄せられた喜びの声のほんの一部で、このように「美骨美人」になると、誰もが美しくなったことを実感するのです。

ちなみに、「美骨美人」というのは私が考えた造語で、カラダの外側だけでなく、内側からキレイになった女性のことで、細くてしなやかなカラダでありながら、健康的なスタイルの女性のこ

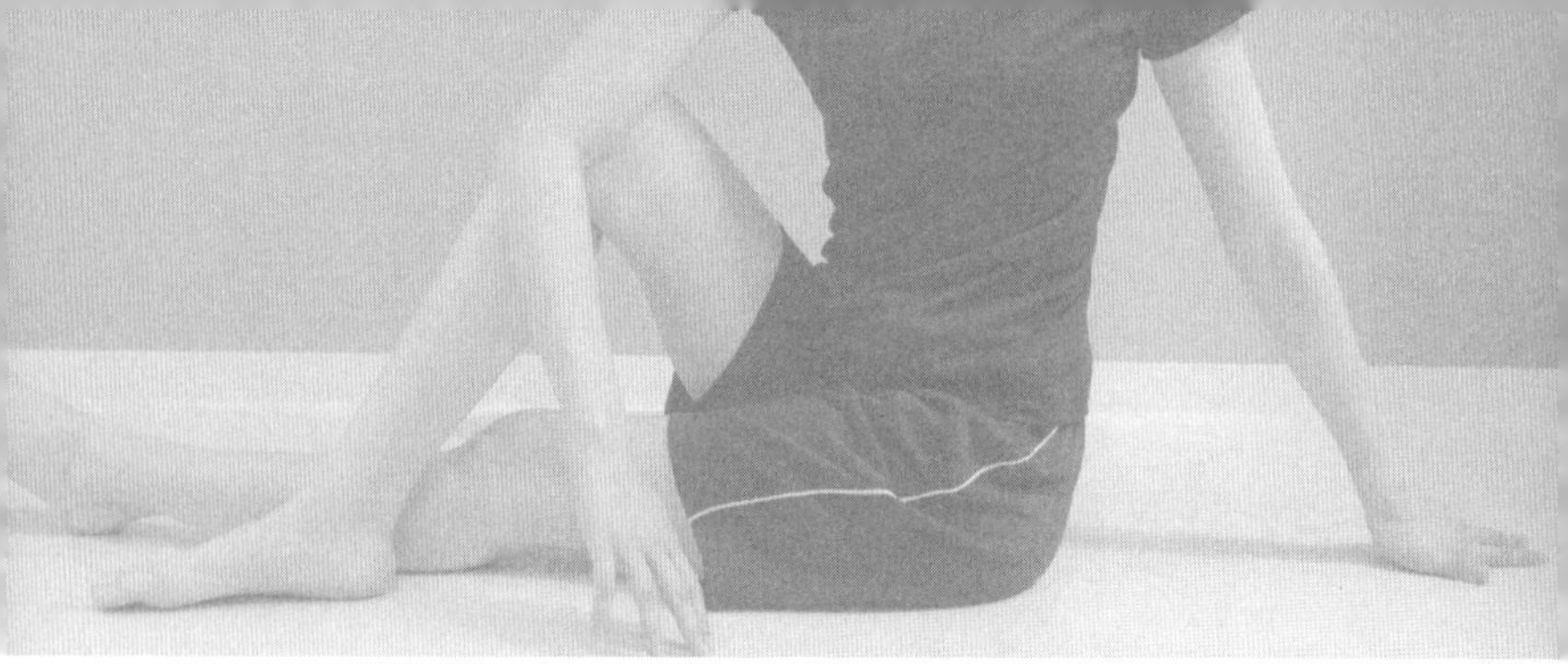

とを指しています。

申し遅れました。

私は香川県で整骨院と美容サロンを経営している溝渕博紀と申します。

私のサロンは「香川県では来客数がナンバーワン」で、県外からも多くの女性が美しくなるために通ってきています。

そんな中で、毎年たくさんの女性を見ていて思うのは、「どうして外側の美しさにばかり、お金と時間をかけるのだろう?」ということです。

女性が100人いたら、おそらく99人が、自分を美しくするために、お化粧をしたり、髪型を変えたり、洋服のセンスを磨いた

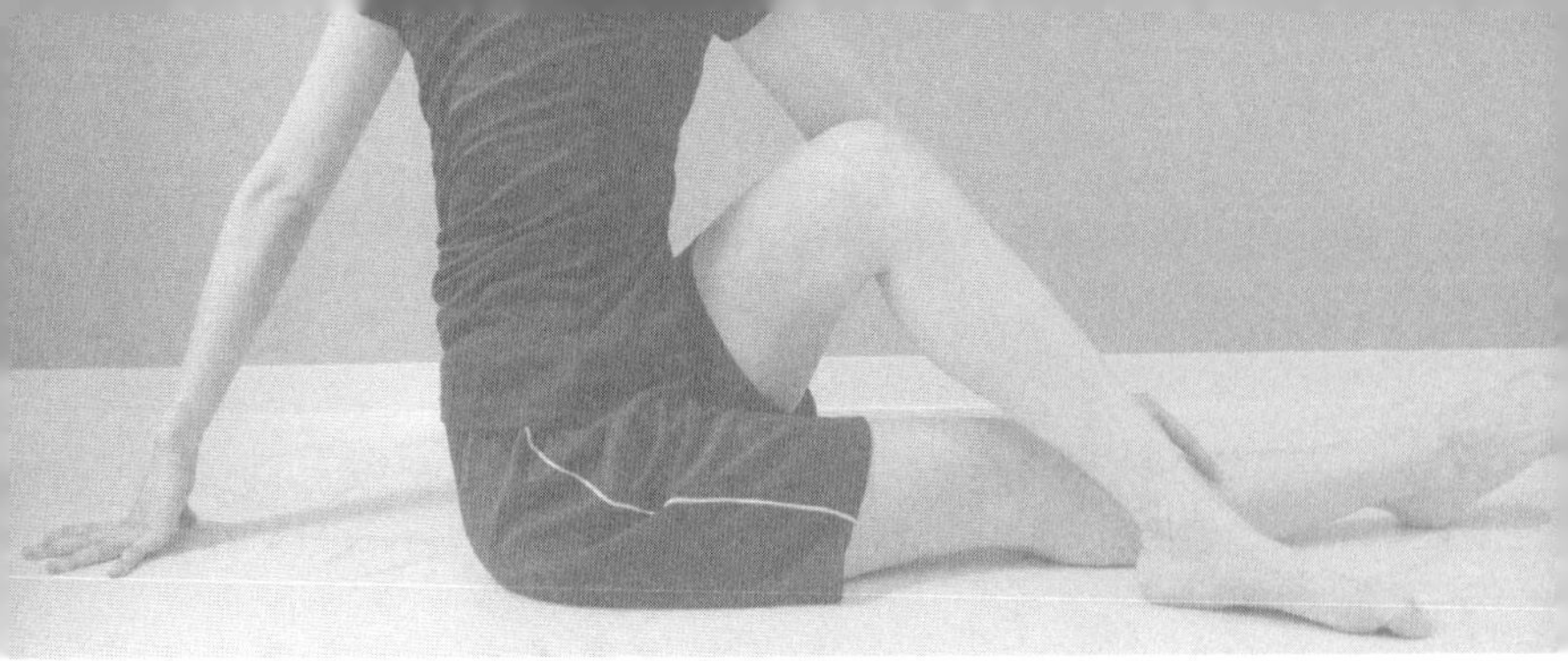

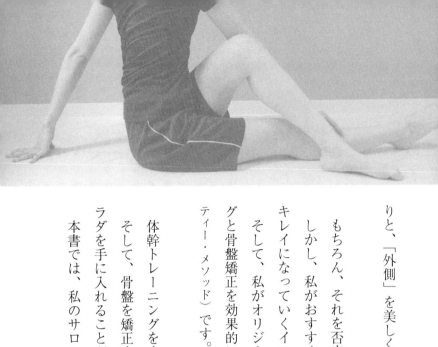

りと、「外側」を美しくすることに、お金と時間をかけています。

もちろん、それを否定するつもりはありません。

しかし、私がおすすめしたいのは、カラダの内側からどんどんキレイになっていくインナービューティー法なのです。

そして、私がオリジナルで行っている施術が、体幹トレーニングと骨盤矯正を効果的に組み合わせた「ＭＢＭ」（ミゾブチ・ビューティー・メソッド）です。

体幹トレーニングをすることによって骨盤が引き締まります。

そして、骨盤を矯正することによって、一生スタイルのよいカラダを手に入れることができるのです。

本書では、私のサロンで指導している方法を、自宅でもできる

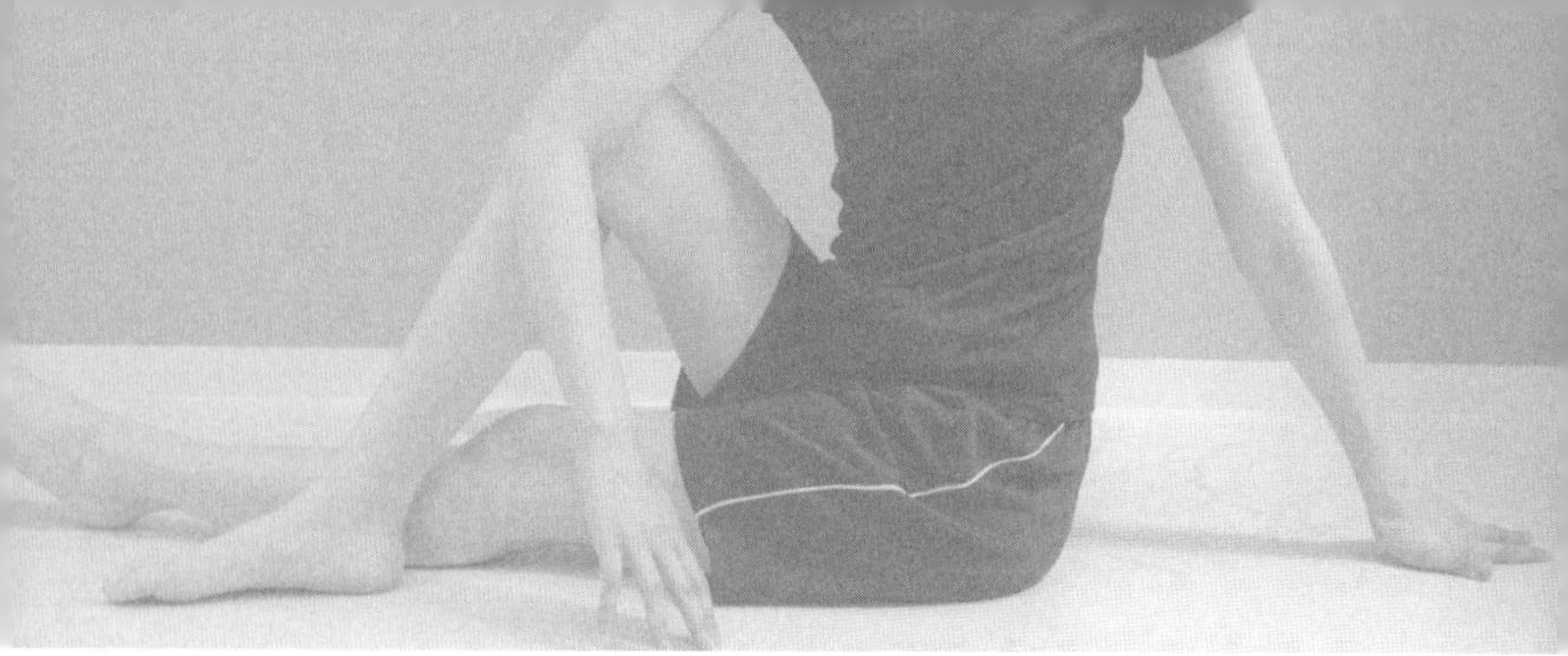

7日間のプログラムにまとめました。

女性の本当の美しさは、骨盤からつくられていることを、ほとんどの女性は知りません。一部の女性だけが「美骨美人」の素晴らしさを知っているのです。

さぁ、あなたも「美骨美人」になって本物の美しさを手に入れませんか？

溝渕　博紀

もくじ

第5章 7日間プログラムで美骨美人になる

第6章　美骨美人になるための「簡単エクササイズ」

第 I 章

「もったいない女性」が9割

99パーセントの化粧美人、1パーセントの美骨美人

あなたは化粧やスキンケアだけでキレイになろうとしていませんか？

「まえがき」でも書きましたが、私のサロンに初めてやってくるお客さまの99パーセントが、化粧やスキンケアといったカラダの外側だけを磨くことに一生懸命になっています。

私はこのような女性を「化粧美人」と呼んでいます。

その一方で、世の中にはカラダの内側からキレイになろうとしている女性がいます。

カラダの内側、つまりカラダの中心的な部分である体幹のトレーニングと骨盤矯正を効果的に組み合わせることで、しなやかで健康的なスタイルと、太りにくい体質を手に入れているのです。

このような女性を、私は「美骨美人」と呼んでいますが、残念ながら私の観察では、こういう努力をしている女性はおそらく1パーセントくらいいるかどうかでしょう。女性の本当の美しさが体幹や骨盤からつくられていることを、ほとんどの女性は知りません。

近年、体幹トレーニングや骨盤矯正が話題になってきましたので、もう少し多いかもしれませんが、いずれにしても少数派であることに違いはありません。

私はこのような現実を見るたびに、「もったいないな〜」と思うのです。

カラダの内側からキレイにすれば、さまざまなメリットがあるのに、どうして外側ばかりにお金と時間をかけるのでしょう。

ちょっとしたスキマ時間で、お金をかけることなく健康美を手に入れる。それが体幹トレーニングのよいところです。

そして私のサロンでは、真の美しさを得るための1つの手段として、体幹や骨盤を健康的に保つためのサポートに力を入れているのです。

実際、私のサロンに来られたお客さまは、内側からキレイになることによって、理想のカラダを手に入れると同時に、9つのメリットも手に入れています。

「美骨美人」の9つのメリット

「美骨美人」になると得られるメリットにはさまざまなものがありますが、主なものとしては9つです。

①姿勢が美しくなる
②引き締まった「くびれボディ」が手に入る
③ダイエット効果が期待できる
④美脚、美尻、美腰、美太ももが手に入る

⑤女性特有の冷え性やむくみが改善する
⑥生理痛を解消する
⑦どんどん美しくなり若返る
⑧腰痛、肩こり、頭痛、偏頭痛にも効果がある
⑨一生涯、健康的で美しいボディを手に入れることができる

これらはすべて、体幹をきたえ、骨盤を矯正することによって手に入れることができるのです。

では、なぜ体幹トレーニングと骨盤矯正にこれほどのメリットがあるのか？

その理由については後ほど説明するとして、まずは体幹と骨盤の基本的なことからお話しすることにしましょう。

美骨美人は「体幹」と「骨盤」でつくる

「美骨美人」とは、カラダの内側からどんどんキレイになっていくインナービューティー法です。しなやかなカラダでありながら健康的なスタイルの女性のことです。

この美骨美人になるためのポイントは2つで、体幹と骨盤が大きく関係します。

では、まず体幹から説明しましょう。

近年、「体幹トレーニング」が有名になったこともあって、「体幹という言葉は聞いたことがある」という人も多いと思います。

◆

しかし、体幹がカラダのどの部分を指しているのかということについては、意外と知らない人も多いのではないでしょうか。

実は、体幹とは、両手と両足と頭部を除いたすべての部分、つまり「胴体」のことです（図1―1）。

ただし、胴体部分にある筋肉（インナーマッスル）のことだけではなく、筋肉はもちろん、骨格や内臓も含めたすべてを「体幹」といいます。

したがって、「体幹をきたえる」ということは、筋肉をきたえるだけでなく、骨格や内臓もきたえることになります。

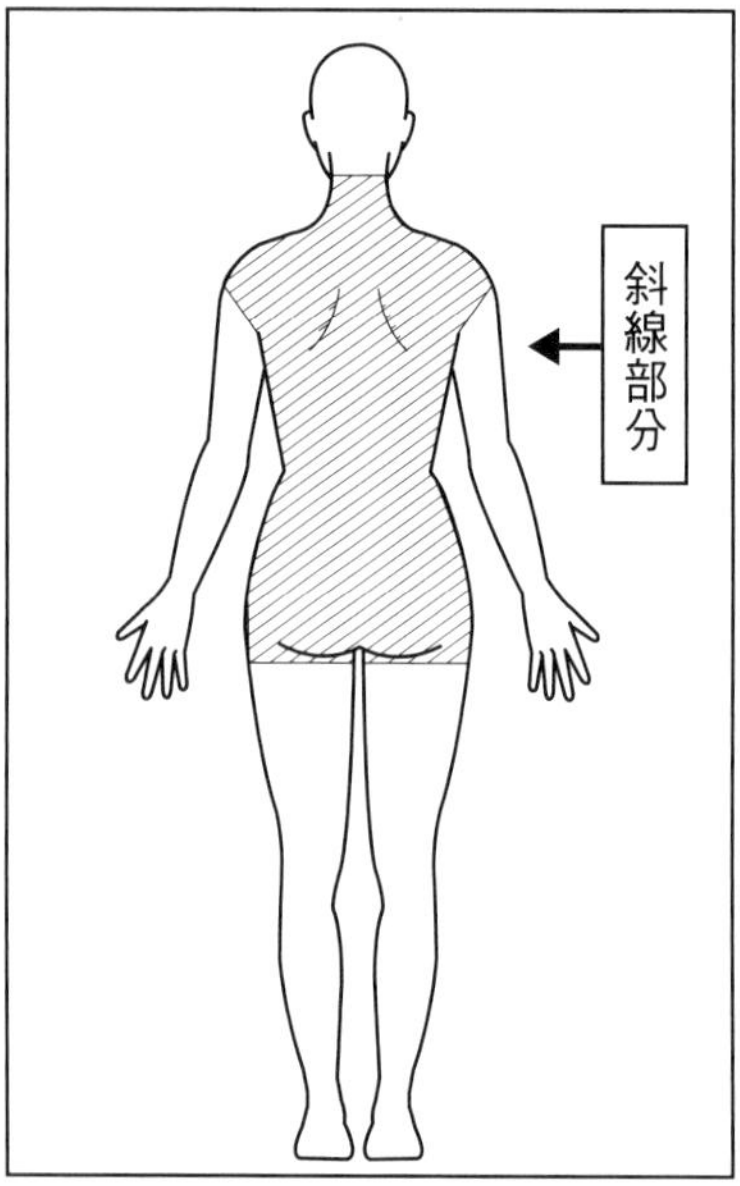

図1-1　体幹とは？

インナーマッスルとは深層部の筋肉のこと

最近、ダイエットの特集などで「インナーマッスルをきたえることが大切だ」という話をよく聞きますよね。

「インナーマッスル？　よくわからないけど、普段動かさない筋肉のことよね？」

そんな認識の方が大多数だと思います。

インナーマッスルとは、筋トレできたえられた表層の筋肉ではなく、深層部にある筋肉のことです。

◆

筋肉には2つの種類があります。

1つはアウターマッスル。カラダの外側を覆っている筋肉です。たとえば上腕二頭筋（力こぶ）のように、腕立て伏せなどの筋肉トレーニングできたえられる部分の筋肉といえばわかりやすいでしょう。

瞬発力を必要とするスポーツや、無酸素運動に使われる筋肉で、その色から〝白筋〟とも呼ばれています。

もう1つはインナーマッスル。〝白筋〟に対して〝赤筋〟と呼ばれている筋肉で、カラダの中心に近い部分、たとえば股関節や肩関節、背骨についている小さな筋肉のことを指します。

インナーマッスルの主な働きは、関節がはずれてしまわないように固定することです。インナーマッスルはアウターマッスルのようにカラダを動かすというよりは、姿勢などを保持し、安定化を図るための筋肉です。

また、インナーマッスルは自分の脂肪を燃料にして動くので、脂肪消化にとても重要な筋肉です。

インナーマッスルのトレーニングは女性のダイエットに欠かせません。

インナーマッスルをきたえることで、体温も上げることができます。

体温が上がると基礎代謝も上がり、脂肪が燃え、太りにくく痩せやすいカラダになるのです。

したがって、

「最近太ってきちゃった」

「メタボじゃないかしら……」

そういった不安をなくすためにも、今からインナーマッスルをきたえましょう。

骨盤とは？

骨盤とは、一般的に腰骨《こしぼね》と呼ばれているもので、大きく分けると、腰を支える「仙骨《せんこつ》」と、お尻部分を形成する「寛骨《かんこつ》」および「尾骨《びこつ》」から成り立っています。そして寛骨は「腸骨《ちょうこつ》」「恥骨《ちこつ》」「坐骨《ざこつ》」からできています（図1―2）。

さらに、骨盤は3つの腹筋によって守られています。

それは「腹直筋」「腹斜筋」「腹横筋」の3つで、これらの筋肉が緩むと骨盤も緩んでしまうのです（図1―3）。

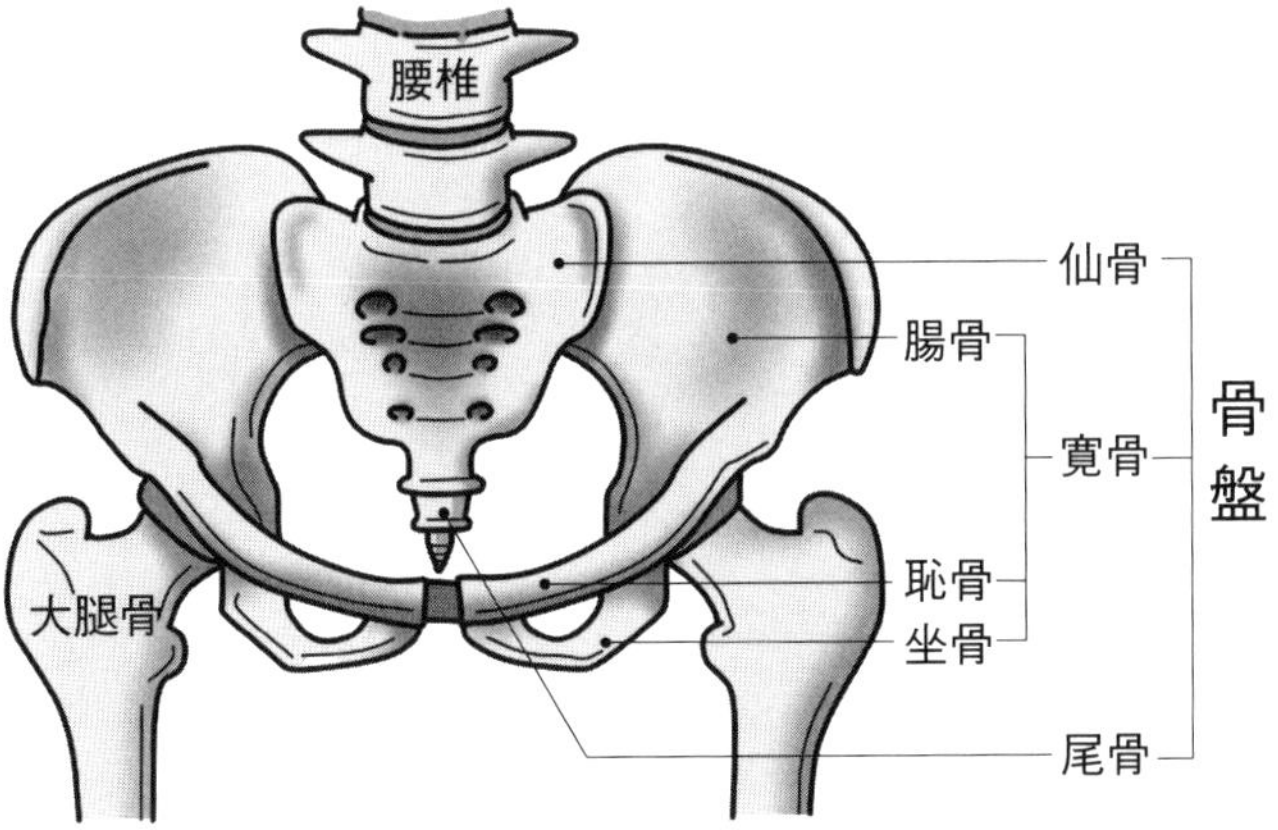

図1-2　骨盤とは？

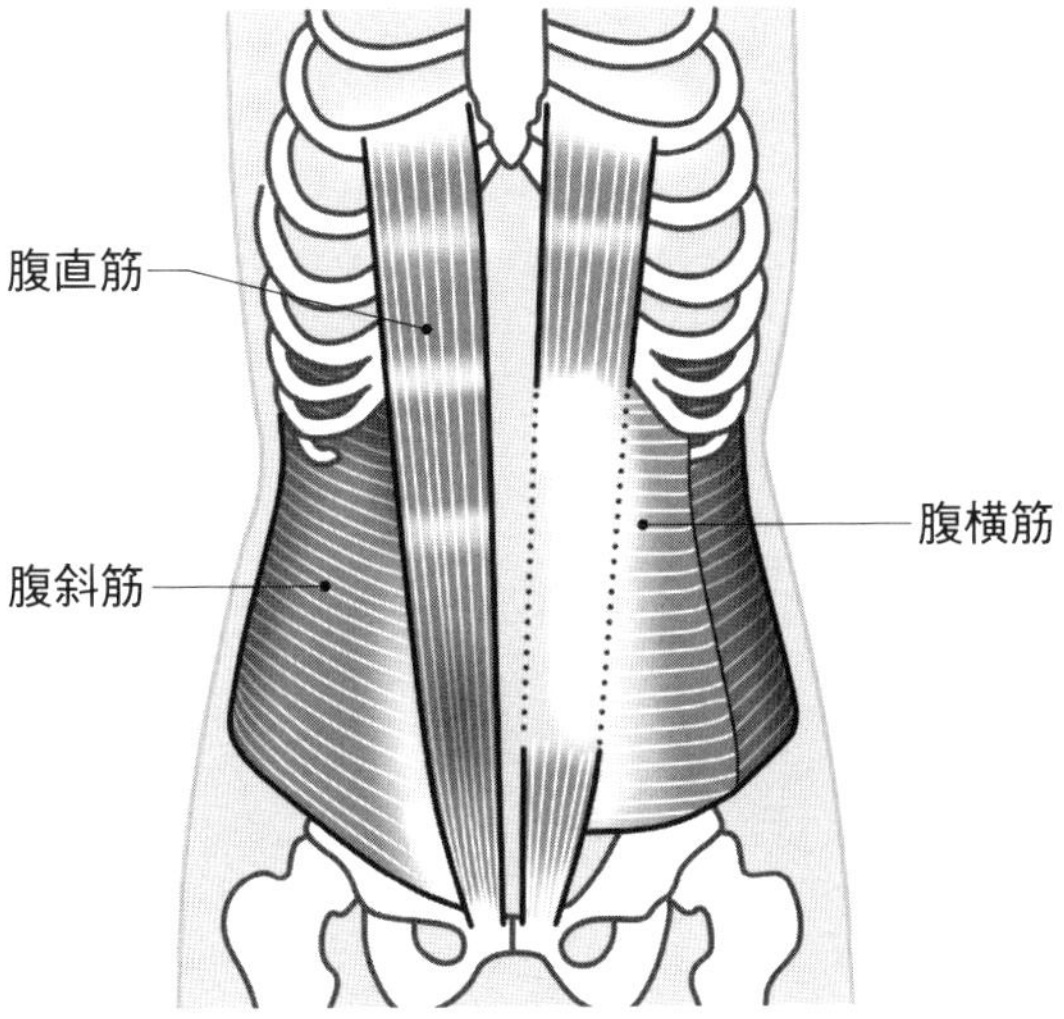

図1-3　骨盤を守る3つの筋肉

◆

骨盤は上半身と下半身をつなぐ要の存在なのですが、骨盤は筋肉と靭帯《じんたい》の力だけで支えられているため、もともと不安定で歪みやすい骨なのです。

日本人のほとんどが、多少なりとも骨盤に歪みがあるといわれています。

骨盤は自身では気付かないうちに歪んでしまいます。

そのまま生活すれば、当然カラダの不調が出てきます。

「骨盤が歪んだところで何か変わるの？」と思うかもしれませんが、骨盤が歪んでしまうとカラダにさまざまな悪影響を及ぼしてしまうのです。

骨盤はカラダの中心にある、いわば土台であり、その上に位置する背骨は柱にあたります。

そのため、土台である骨盤が歪むと、柱である背骨が倒れないようにまわりの筋肉に負担がかかり続けます。

すると、姿勢を維持しようと骨盤の歪みに合わせて別の歪みをつくり出し、猫背や

O脚などの症状が現れてしまうのです。

特に背骨の歪みは、骨盤まわりの血流が悪くなることで筋肉が硬くなり、肩こりや頭痛、腰痛などを引き起こしてしまう可能性がありますので、早めの改善が必要になります。

また、骨盤の歪みによる悪影響の1つに、内臓の位置が下がってしまうということも挙げられます。

内臓はインナーマッスルによって支えられています。骨盤が歪んでいたり、出産などによって緩んで開いてしまうことで筋力が弱くなると、重力の影響を受けてどんどん内臓の位置が落ちてしまいます。

その結果、圧迫された胃の機能が低下し、消化吸収能力が下がることで胃もたれを起こしたり、便秘の原因となって、ぽっこりお腹になったりするのです。

消化吸収能力が下がるということは、飲食物が未消化の状態で胃腸に残るということです。

未消化のものは結果として皮下脂肪や内臓脂肪として蓄えられてしまうので、お腹まわりに脂肪がつきやすくなります。

骨盤が歪むと、内臓の位置が下がるだけでなく筋肉のつき方もバランスが悪くなります。

そうなると、骨盤内の血液やリンパの循環が悪くなって冷え性になったり、老廃物が排出されにくいカラダになってむくみや肌荒れを引き起こしたり、痩せにくい体質になったりするのです。

骨盤の歪みは〝百害あって一利なし〟。早めに矯正することをおすすめします。

第 2 章

美骨美人は
インナービューティー

あなたの「体幹力」はどれくらい？

美骨美人になるためには、体幹と骨盤が重要です。
そこで、まずは体幹についての説明をしましょう。

体幹とは、第1章でも触れましたが、両手と両足と頭部を除いたすべての部分、つまり「胴体」のことです。

心臓、肺、腎臓、肝臓、胃、腸など、生きる上で非常に重要な役割を担っている内臓が収められた部分であり、骨格の点から考えても脊柱や骨盤などカラダの軸となる部分でもあります。

体幹筋という場合には、骨格筋のうち体幹に属する筋肉を総称したものを指します。第1章で骨盤は「腹直筋」「腹斜筋」「腹横筋」の3つによって守られており、これらの筋肉が緩むと骨盤も緩んでしまうとお話ししましたが、だいたいの場合、その3つに「大胸筋」が加えられて「前体幹筋」と呼ばれます。

そして、前体幹筋と対になるのが「後体幹筋」です。

後体幹筋には「広背筋」「脊柱起立筋」「僧帽筋」があります。

僧帽筋は、首の後ろから肩、背中にかけて張っている幅広い筋肉です。筋肉がこり固まることで起きる肩こりは、いろいろな筋肉の中でも僧帽筋がその中心になります。聞いたことがある方も多いかもしれませんね。

前・後の体幹筋は内臓を支える機能を持つことはもちろん、カラダを動かす際にバ

◆

ランスをとるための骨格筋を動かす筋肉でもあるのです。

つまり、この筋肉が弱るとカラダの動きが不安定になり、結果として歪みを生じたり、さまざまなトラブルの元となってしまうのです。

「体幹」はまさにカラダの中心です。

この体幹の機能を高めることが、トラブルを寄せつけない姿勢づくりや、内臓機能の向上につながるのです。

それでは最初に、あなたの「体幹力」をチェックしてみましょう。

体幹力のチェック方法は全部で3つあります。どれもそれほど時間はかかりませんので、全部やってみてください。

体幹 CHECK 1

①両手を腰にあて、片足を上げて立つ
②目をつぶって計測スタート
③上げた足が床についたら終了

↓

70秒以上	体幹年齢20歳
55秒以上70秒未満	体幹年齢30歳
40秒以上55秒未満	体幹年齢40歳
20秒以上40秒未満	体幹年齢50歳
10秒以上20秒未満	体幹年齢60歳
5秒以上10秒未満	体幹年齢70歳
5秒未満	体幹年齢70歳以上

【体幹チェック1】

①両手を腰にあて、片足を上げて立ちます。
②目をつぶって、計測スタート。
③上げた足が床についたら終了です。

さて、あなたは何秒立っていられたでしょうか？

このチェックはあなたの体幹力を判断する基準となります。

◆

片足を上げて立ち、目をつぶると、時間差はありますが誰でもふらつきを覚えます。ふらつきが生じるまでの時間を計測することで、おおよその筋肉量がわかります。

ふらつきが大きければ、カラダを支える筋力が弱い、つまり体幹力が低いということになり、体幹年齢が高齢化していることを示します。

実年齢よりも体幹年齢が若ければ大丈夫ですが、実際の年齢よりも高かった人はカラダ全体の安定性が低下している可能性があるので要注意です。

ただし、体幹年齢が高齢化していても、諦める必要はありません。体幹筋はきたえることができるのです。

普段の生活の中でも正しくカラダを動かし、活動量を上げることで、筋肉量を減らさないこともポイントです。

後ほど紹介するトレーニングで体幹をきたえ、カラダ全体の安定性を向上させましょう。

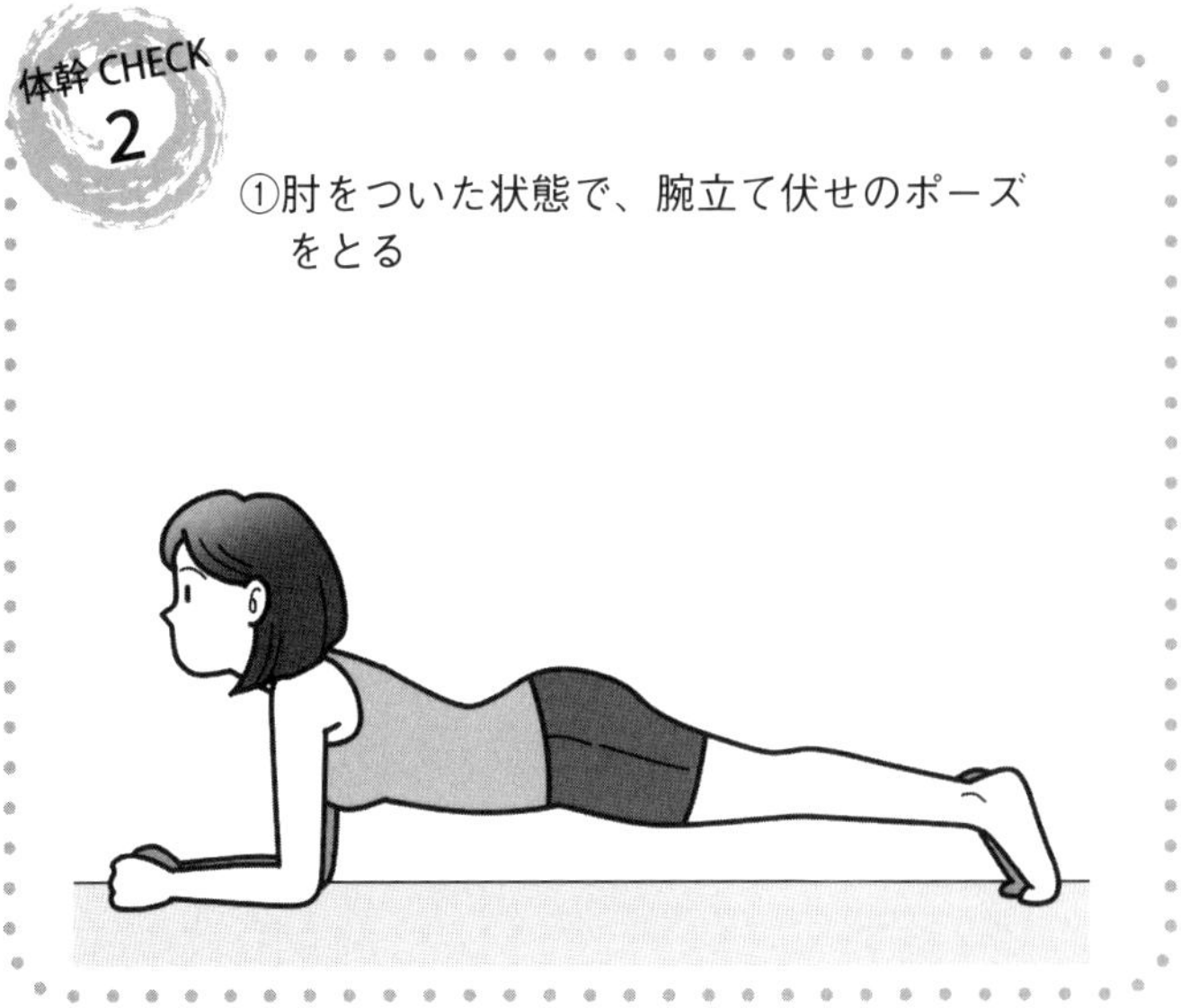
体幹 CHECK
2
①肘をついた状態で、腕立て伏せのポーズをとる

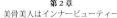

【体幹チェック２】

①肘をついた状態で、腕立て伏せをしてください。

体幹が弱っている人は、この姿勢をとってわずか数秒で、プルプルしてきます。

これができない人は、カラダの前面の筋肉が弱っている可能性が高いといえます。

腕立て伏せには腕力だけではなく、体幹を含む上半身全体の筋持久力が必要です。

カラダの前面の筋肉、腕立て伏せの場合は主に「大胸筋」「三角筋」「上腕三頭筋」「腹筋」、そして体幹インナーマッスルの力が試されます。

大胸筋はカラダの筋肉の中でも比較的大きい筋肉です。大きな筋肉をきたえることは、代謝アップやカロリー消費にもつながるため、大胸筋をきたえることはダイエット効果が得られることにもつながります。

【体幹チェック3】

①床の上に仰向けになり、膝を立てて頭の後ろで手を組み、腹筋運動の準備体勢の格好になります。

②そのまま肩甲骨が床から離れるところまで上体を起こし、肘を閉めすぎないようにしてその姿勢を1分間キープするようにします。

この姿勢が1分間キープできなかった人は、腹筋など体幹の主に前面の筋力がしっ

体幹 CHECK 3

①膝を立てて頭の後ろで手を組み、腹筋運動の準備体勢をとる
②肩甲骨が床から離れるところまで上体を起こし、肘を閉めすぎないようにした姿勢を１分間キープする

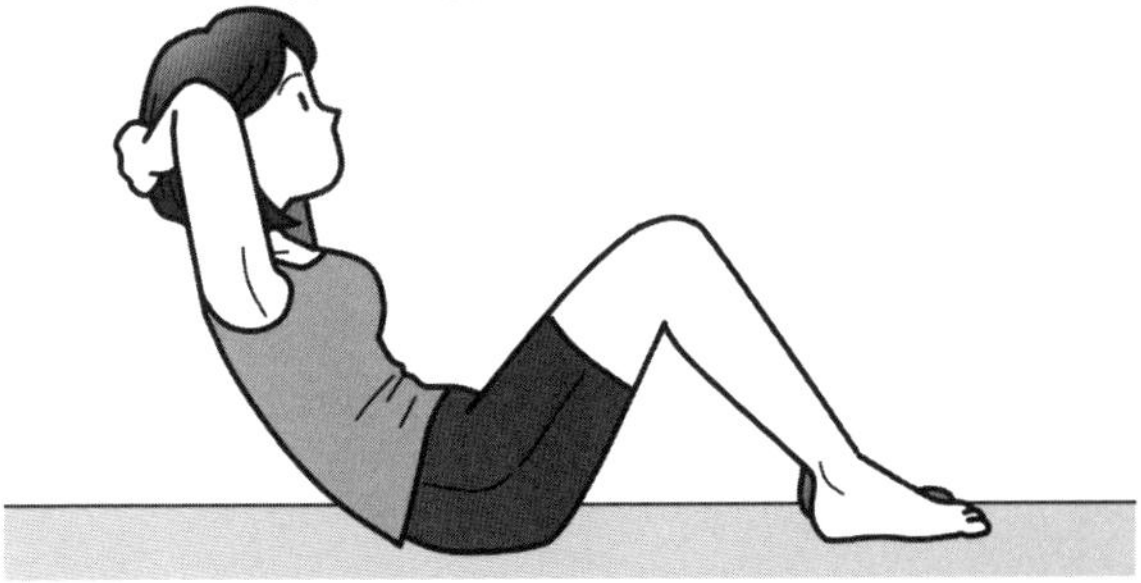

かりきたえられていない可能性が高いといえます。
いわゆる腹筋と呼ばれる腹部の筋肉の主なものは、前面にある「腹直筋」と、側面にありカラダをねじる動作に必要な「腹斜筋」です（23ページ参照）。
腹筋が弱ってくると、腹筋と拮抗関係にある背筋への影響が出てきます。反り返った姿勢になることで腰痛が起きやすくなるのです。
後ほど紹介する体幹トレーニングで、腹筋も背筋もバランスよくきたえるようにしましょう。

体幹トレーニングと筋トレは違う

「美骨美人」になるためには、体幹をきたえなければなりません。

こう言うと、よく聞かれるのが、「体幹トレーニングと筋トレは何が違うの？」という質問です。

その違いを一言で言うと、「内側の筋肉をきたえる」か、「外側の筋肉をきたえる」かの違いです。

さらに、筋トレが筋肉に大きな負荷をかけるのに対して、体幹トレーニングは急激な負荷をかけません。

わかりやすく言うと、体幹トレーニングはヨガやストレッチのイメージです。

筋トレを行うと、ボディビルダーのような筋肉ムキムキのカラダになります。腹筋も背筋も太く発達するため、女性らしい「くびれボディ」とは無縁になってしまうのです。

筋トレは、たとえばマシンを使って、通常ではとても持ち上げられないバーベルを持ち上げたりして、カラダに大きな負荷をかけます。

カラダの筋肉を痛めつけ、筋肉の線維そのものを引きちぎってしまうのです。

引きちぎられた筋肉はそれを再生しようとし、より強い筋肉をつくり出します。

これが、筋肉が発達するメカニズムで、ボディビルダーのようなマッチョなカラダ

◆

は常にカラダに強大な負荷をかけ続けることによって生み出されるのです。

一方、体幹とはいわゆる体幹深層筋のことで、一般的には「インナーマッスル」と呼ばれています。

この筋肉が内臓を支え、骨を支えているのです。

カラダを支える筋肉が正しい位置にあると、私たちの心臓や肺、胃腸などの臓器は、最も健康的な働きをすることができます。

さらに、カラダの奥底の筋肉をきたえることによって、カラダ全体の歪みが取れ、姿勢がよくなり、ヒップアップやくびれボディをつくることができるのです。

筋力が強い男性は、筋トレによるマッチョなカラダづくりが向いていますが、筋力が弱い女性には、筋トレより体幹トレーニングが向いています。

なぜなら、1日5～10分程度の短い時間で、会社でも自宅でもインナーマッスルをきたえることができるからです。

しかも、ヨガのポーズのように、立ったり座ったり寝転んだりするだけで、毎日、効果を実感しながら初心者でも続けることができるのです。

体幹トレーニングを行うときのポイント

先ほども説明したように、筋トレは筋肉を破壊して、その後回復させることで筋肉を大きくさせるトレーニングです。

そのため、筋トレをした後は、２日間程度の回復期間が必要になります。

これに対して体幹トレーニングは、筋トレのように筋肉を傷めるような過酷なトレーニングではありません。ですので、基本的に毎日行うことができます。

ただし、もしも筋肉痛を伴うような場合は、毎日ではなく、２日に1度に減らして筋肉を回復させてあげる必要があるでしょう。

また、運動には有酸素運動と無酸素運動があります。有酸素運動はウォーキングやエアロビクス、ゆっくりとした水泳のように長時間行う運動で、心拍数はあまり上がりません。一方、無酸素運動は筋トレや短距離走のように短時間で集中して筋肉を使い、心拍数が上がる負荷の高い運動です。

このうち、体幹トレーニングは無酸素運動です。

有酸素運動と無酸素運動を組み合わせて行う場合、無酸素運動を先に行ってから有酸素運動を行うと、脂肪の燃焼効果が高まるといわれています。

したがって、水泳やジョギングなどの有酸素運動を行う場合は、その前に無酸素運動である体幹トレーニングを行うのがおすすめです。

また、体幹トレーニングは筋肉のストレッチにもなりますので、有酸素運動の前に行うことで、ケガなどのリスクも軽減することができます。

体幹トレーニングの7つのメリット

体幹トレーニングには、メリットがたくさんあります。ここでは主なメリットを7つ紹介しておきましょう。

①姿勢がよくなる

カラダの中心部分の筋肉がきたえられると、全身をしっかり支えられるようになるので、姿勢がよくなります。

姿勢がよくなれば、カラダの歪みなどが原因で生じていた腰痛や肩こりなどの症状も改善されることが期待できます。

②カラダのラインが美しくなる

アウターマッスル（外側の筋肉）だけでなく、体幹トレーニングによってインナーマッスル（内側の筋肉）もきたえることで、姿勢がよくなるだけでなく、健康的で美しいボディラインをつくることができます。

③「ぽっこりお腹」が改善される

お腹がぽっこり出ている原因の多くは、腰まわりの筋肉が衰えているために内臓を支えきれなくなってしまい、内臓が下がってしまっていることにあります。

したがって、体幹トレーニングによって腰まわりの筋肉をきたえれば、ぽっこりお腹が改善されることになります。

④便秘や消化不良などが改善される

③で説明した通り、腰まわりの筋肉がきたえられると、内臓の位置が正常な位置に戻ることになります。その結果、内臓のズレによって生じていた便秘や消化不良などの症状が改善されるというわけです。

⑤疲れにくいカラダになる

体幹が弱っていると筋肉の量が減少するため、スポーツをしたり、ちょっと走ったりしただけで、すぐに疲れやすくなります。

また、体幹が弱いと上半身がブレやすくなり、首・肩・膝の関節部分に負担が増すといわれています。

関節部分の負担は、体幹をきたえることで減らすことができるので、より効率的に有酸素運動などの長時間の運動ができるようになり、疲れにくいカラダになるというわけです。

⑥スポーツがやりやすくなる

スポーツやトレーニングをするとき、体幹が弱っていると、体幹を使わずに一部の筋肉だけを使うことになります。

すると、思うようにカラダが動かせず、スポーツやトレーニングのパフォーマンスが発揮できないことがあります。

体幹が強化されると、体幹やきたえられた筋肉が上手に使えるようになるため、パフォーマンスが向上します。

◆

⑦妊娠・出産の備えになる

体幹をきたえると、体幹の筋肉が骨盤を正しい位置でしっかりと支えられるようになります。これは女性特有のメリットですが、妊娠・出産時には骨盤が非常に重要になります。なぜなら、妊娠中はお腹まわりの筋肉で骨盤を適切な位置に調整し、お腹の中の赤ちゃんをしっかりと支える必要があるからです。

女性はもともと男性よりも筋肉量が少ないため、骨盤が不安定になりがちで、場合によっては歪んでしまうこともありますので、体幹をきたえておくことが妊娠・出産の備えになるのです。

以上、7つのメリットを紹介しましたが、体幹をきたえることがどれほどカラダにとって大切か、おわかりいただけたのではないでしょうか？

あなたの抱えている悩みも、体幹をきたえることで解消するかもしれません。

第3章

歪みのないカラダが美骨美人をつくる

あなたの骨盤は歪んでいませんか？

あなたの骨盤の歪みをチェックしてみましょう。
方法は次の２つです。

【骨盤チェック１】
床に腰を下ろし、両足を伸ばします。
このとき右足と左足の長さが１センチ以上違っていたら、骨盤が歪んでいる証拠です。

【骨盤チェック2】

床にうつ伏せになり、両足をそろえ、両手もそろえて大きく上に伸ばします。

手足とカラダが真っすぐ1本の線になっていることを意識して、ピンと体を伸ばすようにしてください。


その状態を家族や友達に、スマホのカメラなどで写真に撮ってもらってください。その写真を見て、手の指先から足のつま先まで、きちんと縦ラインできれいな一直線になっていればOKです。

ただ、ほとんどの人は、左右どちらかに傾いているものです。こういう人は骨盤が歪んでいる可能性が高いといえます。


詳しくは後ほどお話ししますが、骨盤の歪みをそのままにしておくと、以下のような症状が引き起こされやすくなります。

・胸やお尻の下垂

◆

・肩こりや腰痛
・肘、膝、手足のしびれ
・生理痛や便秘
・O脚やX脚

骨盤は自分でも気付かないうちに歪んでしまいます。

「骨盤が歪んだところで何か変わるの？」と思いがちですが、骨盤が歪んでしまうとカラダにさまざまな悪影響を及ぼします。


骨盤はカラダの中心にある、いわば土台であり、その上に位置する背骨は柱にあたります。

そのため、土台である骨盤が歪むと、柱である背骨が倒れないようにまわりの筋肉に負担がかかり続けます。すると、姿勢を維持しようと骨盤の歪みに合わせて別の歪みをつくり出してしまうのです。

骨盤が歪みやすい生活習慣とは？

もし、あなたの骨盤が歪んでいるとしたら、それはあなたの生活習慣に原因があるのかもしれません。

そこで、チェックリストを用意しましたので、チェックしてみてください。

「YES」が5個以上ついた人は、骨盤が歪みやすいタイプなので、生活習慣の改善をおすすめします。

歪み CHECK

- □ 長時間、椅子に座る生活をしている
- □ 椅子に座ったとき、必ず足を組む
- □ 足を組むときは、右足（左足）がいつも上にくる
- □ いつも片方の肩にカバンをかけている
  （片方の手で荷物を持っている）
- □ ヒールの高い靴をいつも履いている
- □ 椅子の背もたれに、よくもたれかかる
- □ 猫背になりがちである
- □ お腹を突き出した立ち方をよくする
- □ 会社ではいつも同じ姿勢でパソコンに向かっている
- □ しょっちゅうスマホをいじっている
- □ 1日1キロくらいしか歩かない

いかがでしたか？

いくつチェックがつきましたか？

「私は1つだったから大丈夫！」と思ったあなた。

それは大きな間違いです。

たった1つでもあると赤信号なのです。

たとえば、スマホをしょっちゅう操作している人は「スマホをいじっているのは私だ

けではないでしょう」と、反論するかもしれません。

しかし、スマホを操作するとき、私たちは前かがみになって、スマホの画面をのぞき込むような姿勢になってしまいます。

つまり、自然と猫背になってしまっているのです。

さらに、左手にスマホを持ち、右手で操作を行うことによって、左右の手の位置が常に違っているため、カラダのバランスも微妙にズレてきてしまうのです。

「スマホ症候群」は目に悪いだけでなく、時間をかけて、じわじわと骨盤まで悪くしてしまっているのです。

注意しましょう。

骨盤が歪むとどうなるのか？

骨盤が歪むとどうなってしまうのでしょうか？

実は、ひと口に「骨盤が歪む」といっても、歪み方には次の３つのタイプがあるのです（図３—１）。

①後傾の歪み
②前傾の歪み
③左右の歪み

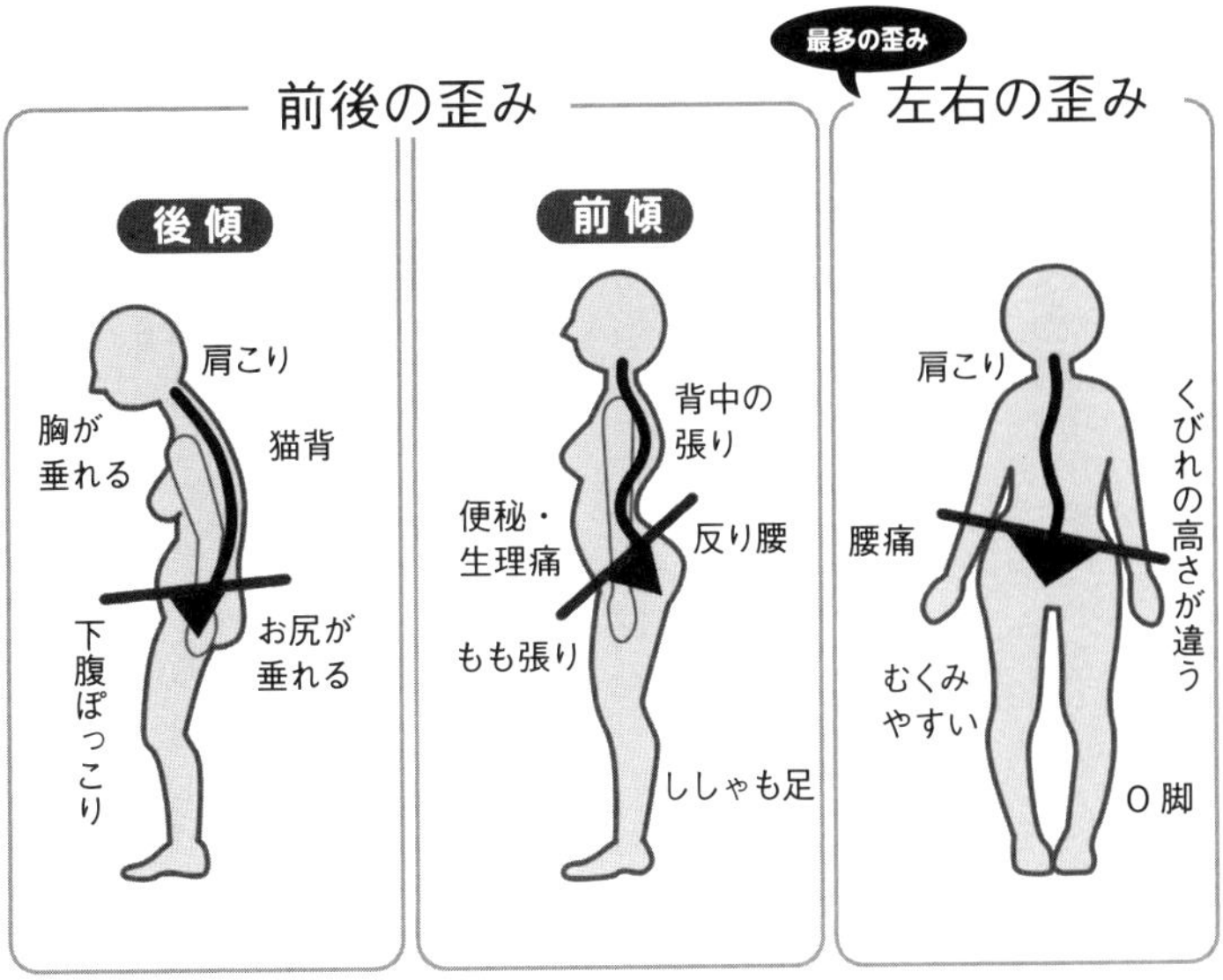

図 3-1　骨盤の歪み３タイプ

では、骨盤が歪むと、どのような症状が出るのでしょうか？

それぞれの症状は次の通りです。

①後傾の歪みが原因で起こる症状

骨盤が正常な状態から後ろに傾くことにより、転ばないように上半身は猫背になってしまいます。

すると内臓が圧迫され、下腹がぽっこりしたり、胸やお尻が垂れたりしてしまいます。

また、後傾の歪みが生じると、

首がこったり、肩がこったりすることがあります。

②前傾の歪みが原因で起こる症状

骨盤が前に傾くと、背骨が骨盤の傾きに合わせて大きく曲がってしまいます。

この状態がいわゆる「反り腰」です。反り腰になると、背中に張りを感じるようになります。

また、腰に大きな負担がかかってくるため、慢性的な腰痛を引き起こします。

さらに、骨盤が前に傾くことで、股関節の痛みや生理痛、便秘、X脚などの原因にもなります。

③左右の歪みが原因で起こる症状

骨盤が横に傾いたりねじれたりすると、ウエストの高さが左右で違ったり、O脚になったりします。

歪みのほとんどが運動不足や姿勢不良、座り方などの生活習慣によるものです。生活習慣によって、内転筋群や臀部筋群、大腰筋など、腰周辺や足の筋力が低下し、骨盤や股関節の歪み、膝関節の変形などを生じます。

それらが要因となって片方の肩や腰だけが硬くなったりするため、肩こりや腰痛を引き起こすのです。

むくみやすい体質になったりするのもこれに起因します。

このように歪みのタイプによって現れる症状に違いはあるものの、いずれにしても骨盤の歪みがカラダに悪影響を及ぼすことは間違いありませんので、後ほど紹介するプログラムによって骨盤の矯正を行うことをおすすめします。

骨盤矯正の7つのメリット

これまで紹介してきたように、骨盤に歪みが生じてしまうと、さまざまな問題が起こります。

骨盤矯正をすることで、先ほど挙げたような症状が改善されていくことになるわけですが、ここであらためて骨盤矯正のメリットを整理しておきたいと思います。

①姿勢がよくなる

カラダの中心に位置する骨盤が正しい位置に戻ることで、姿勢がよくなります。これまで骨盤が歪んでいた人ほど、格段に姿勢がよくなります。

姿勢がよくなると自然と内臓も正しい位置に戻りますので、消化がよくなったり、お腹のぽっこりが改善されたり、猫背が改善されたりします。

②プロポーションが維持・改善される

骨盤が歪んでいると、カラダの土台が不安定になるため、筋肉を均等に使うことができません。

しかし、骨盤の歪みがなくなると、カラダの土台が安定するので、全身の筋肉を満遍なく使うことができるようになり、代謝が上がって、痩せやすくなるのです。

③ダイエット効果がある

骨盤が矯正されると、血流がよくなるだけでなく、骨盤のまわりの筋肉の動きもよくなるため、お腹まわりの脂肪燃焼につながり、ウエストのサイズダウンやヒップアップの効果が期待できます。

④カラダの不調が改善される

骨盤が歪んでいると、血液がスムーズに流れず老廃物が体内にたまり、カラダがむくんだり肌荒れを引き起こしたりします。

しかし、骨盤を矯正することで体質が改善され、カラダの不調が改善することになります。

⑤重い生理痛が改善する

骨盤と生理には深い関係があるといわれています。

なぜなら、生理の周期に合わせて骨盤が開閉するからです。したがって、骨盤が歪んでいると、骨盤内の血液の流れも悪くなり、生理痛がひどくなるといわれています。

ですから、骨盤矯正をすれば、血流がよくなって生理痛も改善されるのです。

⑥産後の体型が改善される

出産によって開いた骨盤をそのままにしておくと、腰まわりに脂肪がつきやすくなります。

ただ、骨盤は自然に元の位置に戻ることはありませんので、矯正する必要があるのです。そうすることで、産後の体型も改善されることになります。

◆

⑦精神面が強化される

骨盤矯正をすることで、カラダの不調が改善されると、心にも余裕ができるようになり、少しのことでイライラしなくなったり、集中力が増したりと、精神面でも健康になります。

美容、姿勢、健康、精神……。

骨盤の歪みを矯正するだけで、カラダと心を本来あるべき自然な状態へと促すことができるのです。

今ある不調の悩みは、もしかすると骨盤の歪みに原因があるかもしれません。

今まで気にしていなかったならなおのこと、ここで骨盤を見直してみてはいかがでしょうか。

第 4 章

体幹と骨盤で「美骨美人」になるメカニズム

美骨美人の9つのメリット

美骨美人になることで手に入るメリットは、第1章で紹介したように9つあります。

①姿勢が美しくなる
②引き締まった「くびれボディ」が手に入る
③ダイエット効果が期待できる
④美脚、美尻、美腰、美太ももが手に入る
⑤女性特有の冷え性やむくみが改善する

9 benefits

❶姿勢が美しくなる
❷引き締まった「くびれボディ」が手に入る
❸ダイエット効果が期待できる
❹美脚、美尻、美腰、美太ももが手に入る
❺女性特有の冷え性やむくみが改善する
❻生理痛を解消する
❼どんどん美しくなり若返る
❽腰痛、肩こり、頭痛、偏頭痛にも効果がある
❾一生涯、健康的で美しいボディを手に入れることができる

⑥生理痛を解消する
⑦どんどん美しくなり若返る
⑧腰痛、肩こり、頭痛、偏頭痛にも効果がある
⑨一生涯、健康的で美しいボディを手に入れることができる

第2章でも述べましたが、美骨美人をつくる体幹トレーニングは、筋トレのように筋肉を傷めるような過酷なトレーニングではありません。

筋トレが力を入れたり体を動か

すときに必要な筋肉をきたえるものだとすると、体幹トレーニングは関節の動きを微調整したり体のバランスをとるなどのインナーマッスルに働きかけるトレーニングです。

先ほどもお話ししましたが、筋トレと違い、体幹トレーニングが女性に向いているのは、インナーマッスルは負荷をかけずにきたえられるからなのです。

筋肉に負荷をかけすぎないということは、いわゆる筋肉ムキムキになる心配がないということです。

気持ちにもカラダにも負担をかけず、カラダの芯から健康的な美しさを保ち続ける。

これが美骨美人です。

美骨美人になると姿勢が美しくなるワケ

では、なぜ体幹をきたえ、骨盤を矯正することで、これらのメリットが手に入るようになるのでしょう。

モデルさんのように背筋がピンと伸びたキレイな姿勢は、多くの女性の憧れではないでしょうか。

意識をすれば美しい姿勢になることはできるけれども、気を抜くと背中が丸くなったり、どちらかに傾いたりといった悪い姿勢に戻ってしまうという人も多いのではないかと思います。

悪い姿勢の原因は、ズバリ骨盤の歪みと筋力不足です。

したがって、骨盤の歪みを矯正し、体幹をきたえることで、誰でも美しい姿勢を手に入れることができるのです。

そのメカニズムは次の通りです。

まず、骨盤矯正を行うことで、カラダの歪みが改善されます。ただし、そのままでは、また骨盤が歪む可能性があります。

そこで、体幹の筋肉をきたえることで、再び骨盤が歪むのを防ぐことができます。

特に、お腹のまわりをコルセットのように囲んでいる腹横筋という筋肉と、お尻の筋肉である大臀筋をきたえることによって、カラダの真ん中に1本の太い柱が立ったようになり、姿勢がよくなるというわけです。

なぜ、引き締まった「くびれボディ」が手に入るのか？

年齢を重ねるごとに気になってくるのが、お腹のたるみやくびれのなさです。

骨盤が歪んで内臓が下がってしまう「内臓下垂」が原因でお腹がぽっこりふくらんでしまうわけですが、特に女性は妊娠や出産を前提としたカラダの構造から、骨盤が開きやすく、男性よりも骨盤が歪みやすいのです。

そして、骨盤の歪みによって代謝が悪くなり、お腹まわりに脂肪がつきやすくなることも、ぽっこりお腹の原因の1つになっているのです。

◆

「ぽっこりお腹をなんとかしたい」「ウエストがキュッと引き締まった『くびれボディ』を手に入れたい」と考えている女性も多いことでしょう。

美骨美人になると、くびれボディも手に入るわけですが、そのメカニズムは次の通りです。

まず、骨盤の歪みを矯正することで、本来の位置から下がっていた内臓が正しい位置に戻ります。ぽっこりお腹の原因が内臓下垂にあった場合、歪みを矯正することがくびれを取り戻す足がかりとなるでしょう。

内臓下垂が正常に戻ることで内臓の働きが改善されると、代謝もよくなります。

その結果、引き締まったくびれボディが手に入るというわけです。

美骨美人になれば
ダイエット効果が期待できる理由

これまで何度かダイエットにチャレンジしたけれども、途中で挫折してしまったり、思うような効果が得られなかったり、リバウンドしてしまったりという人も多いのではないでしょうか。

世の中にはさまざまなダイエット法がありますが、自分に合ったダイエット法を見つけるのは難しいのが実情です。

しかし、美骨美人になれば、ダイエット効果も期待できますので、もういろいろなダイエット法を試す必要がなくなります。

先ほどもお話ししましたが、骨盤の歪みを矯正すると、内臓の位置が整うことによって内蔵の働きが改善し、代謝が上がります。

さらに、体幹トレーニングでインナーマッスルが強化されることによって筋肉力が増加し、脂肪燃焼体質になるので、太りにくく、痩せやすいカラダになるというわけです。

美脚、美尻、美腰、美太ももが手に入るワケ

年齢を重ねるにつれて、足のむくみやお尻のたるみが気になる人も多いのではないでしょうか。

美骨美人になれば、美脚や美尻だけでなく、美腰や美太ももまで手に入ります。

お尻は下半身の動作の起点ともいえる部分です。

お尻と太ももの筋肉は密接につながっています。そのため太ももの筋力が落ちるとお尻も影響され垂れやすくなります。

◆

お尻は、垂れる→下がる→そげる→内側に流れる、の順番でお尻の下の方から垂れていきます。

お尻のたるみについては、骨盤まわりのインナーマッスルでいうと主に大臀筋・中臀筋・腸骨筋・骨盤底筋が関わってきます。これらが弱まることがたるみの原因です。若いからといってお尻が垂れないわけではないので油断は禁物です。

まずは骨盤の歪みを矯正して骨盤を本来の状態に戻します。そして体幹トレーニングで大臀筋を中心にきたえることによって、お尻の位置を高く維持するとともに、ふっくらとした形をキープすることができるようになります。

トレーニングをすることで太ももの内側やお腹まわり、お尻などの脂肪の気になる部分の筋肉が理想的に使えるようになります。

その結果、筋力がつき代謝がよくなって、お腹まわりや太もも、お尻、下半身が痩せやすくなるのです。

女性特有の冷え性やむくみが改善する理由

冷え性やむくみで悩んでいる女性も多いと思いますが、美骨美人になればこれらの症状が改善されます。

そもそも、なぜ女性に冷え性やむくみが多いかというと、一般的に男性に比べて女性は筋肉量が少なく、一度冷えると温まりにくい皮下脂肪が多いからです。

骨盤が歪んでいると、内臓の動きが弱まり、筋力も低下するため、まわりの血管やリンパを圧迫して流れを滞らせます。

◆

血液や水分の循環が悪くなって、末端が温まらなくなり、冷え性と同時にむくみも起こることになります。

冷えは、便秘や腰痛、重い生理痛となって影響を及ぼしてきます。そして、冷えていることでさらに循環が滞るという、まさに悪循環にもつながります。

骨盤をしっかりと正しい位置に戻すとどうなるでしょうか。

周辺の血管への圧迫がなくなることで血流がスムーズになります。そして、骨盤周辺の筋力をつけることで、内臓を支える力がアップします。

骨盤の歪みを矯正し、体幹トレーニングで筋肉をきたえることによって、背すじが伸びて、縮こまっていた胸郭が開きます。それにより深い呼吸ができるようになると、それまで滞っていた手足末端までの血流がよくなります。

したがって、冷え性やむくみが改善するというわけです。

なぜ美骨美人になると生理痛が解消するのか？

生理痛で悩んでいる女性も多いのではないでしょうか。生理痛と骨盤の歪みには密接な関係があります。骨盤が歪むと生理痛が悪化するのです。

骨盤が歪むと、卵巣や子宮が圧迫されます。同時に、骨盤内の血管も圧迫され、血液循環が滞ることになります。これは、前の節でもお話しした通り、冷えの原因となるものです。

骨盤の歪みによって神経が圧迫されたり、内臓が下がったり歪んだりすることで脳

◆

から卵巣に届けられる女性ホルモンの分泌や生成に関する指令がうまく伝わらなくなったり、運搬が滞ったりと、バランスが崩れます。

エストロゲン、プロゲステロンといった女性ホルモンを分泌する卵巣は骨盤の中にあり、特に骨盤の影響を受けやすいといえます。

また、生理周期に合わせた骨盤の開閉がうまくいかなくなります。

骨盤の歪みによって女性ホルモンのバランスが崩れると、生理不順や生理痛に悩まされるだけでなく、肌や髪、骨のトラブルなども引き起こします。

歪みを解消し、それらの症状を改善しましょう。

ストレスのない生活を送ることができます。

美骨美人がどんどん美しくなり若返るメカニズム

美骨美人になった人は、本当にどんどん美しくなり、若返っています。

その理由は、骨盤の歪みを解消し、体幹をきたえることで、女性ホルモンの分泌が活性化されるからです。

女性ホルモンには、女らしさをつくる「エストロゲン」が含まれており、エストロゲンは次のような働きをします。

◎女らしい丸みのあるカラダをつくる

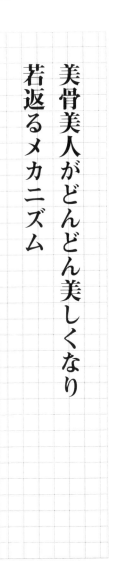

◎乳房がふくらむ
◎うるおいのある肌をつくる
◎ツヤのある髪にする
◎脳の活動を活発にし、気持ちを明るくさせる
◎自律神経を安定させる

エストロゲンは女性の4つのライフステージによって分泌量に差があります。10～18歳の思春期から分泌量が増え始めるエストロゲンは、18～45歳の性成熟期にピークを迎えた後、45～55歳の更年期に急激に減少します。そして老年期には分泌が乏しくなるのです。エストロゲンの減少により、自律神経のバランスが乱れ、更年期障害など女性特有の悩みが増え始めます。

しかし、女性ホルモンの分泌は、体幹をきたえることで活性化させることができるのです。

美骨美人はエストロゲンの働きによって、美しくなり、若返るというわけです。

腰痛、肩こり、頭痛、偏頭痛にも効果がある理由

美骨美人になると、腰痛や肩こり、頭痛、偏頭痛の悩みが解消します。

そのメカニズムは次の通りです。

骨盤が歪むとカラダのバランスが崩れるので、筋肉に負担がかかり、筋肉が硬くなって腰痛や肩こりが起こります。

したがって、骨盤の歪みを治すことでカラダのバランスが整います。すると、筋肉のバランスも整うため、筋肉が柔らかくなり、腰痛や肩こりが解消するというわけです。

◆

頭痛や偏頭痛の原因はさまざまですが、女性ホルモンのバランスの乱れが原因の場合は、骨盤の歪みを矯正することで女性ホルモンのバランスが整いますので、頭痛や編頭痛が改善します。

また、頭や肩、首の筋肉の緊張で血流が悪くなることが原因で起こる頭痛や偏頭痛の場合は、骨盤の歪みを矯正することでカラダ全体の歪みを解消し、体幹トレーニングでカラダ全体の筋肉を強化することで、頭痛や偏頭痛が改善されることになります。

一生涯、健康的で美しいボディを手に入れることができるワケ

これまで説明してきたように、美骨美人になれば女性にとってうれしいメリットがたくさんあります。

その集大成として、健康的で美しいボディが手に入るというわけです。

簡単なトレーニングでも毎日続けることで、骨盤周辺の筋肉をきたえることができます。

骨盤をケアすることは、尿もれの改善や腰痛にも有効です。

◆

できるだけ毎日骨盤矯正と体幹トレーニングを続けていくことで、一生涯、その健康的な美ボディを維持することができるのです。

美ボディを手に入れた女性は自分に自信が持てるようになり、どんどん積極的に外に出て活動するようになります。

そして、「明るくなったね！」と言われ、「どうしてキレイになったの？」と質問されるようになることで、さらに自信を深め、心身共にキレイになっていくのです。

第 5 章

7日間プログラムで
美骨美人になる

では、美骨美人になるために、骨盤矯正と体幹トレーニングを効果的に組み合わせた、7日間プログラムをご紹介しましょう。

トレーニングといっても、それほどハードなものではなく、どれも2~3分程度でできるものばかりです。

世の中にはさまざまなトレーニング方法が出回っていますが、本書では私自身が実践し、かつ私のサロンで実際にお客さまにも指導しているトレーニングメニューを厳選しました。サロンではマシンを使って行っているものもありますが、本書ではマシンがなくても、自宅で、1人でできるトレーニングを紹介しました。

1日分のトレーニングのメニューは3つです。それをそれぞれの目的を持った7日間のプログラムにしています。

【1日目】

女性ホルモンでしなやかなカラダになる

【2日目】

骨盤の歪みを解消する

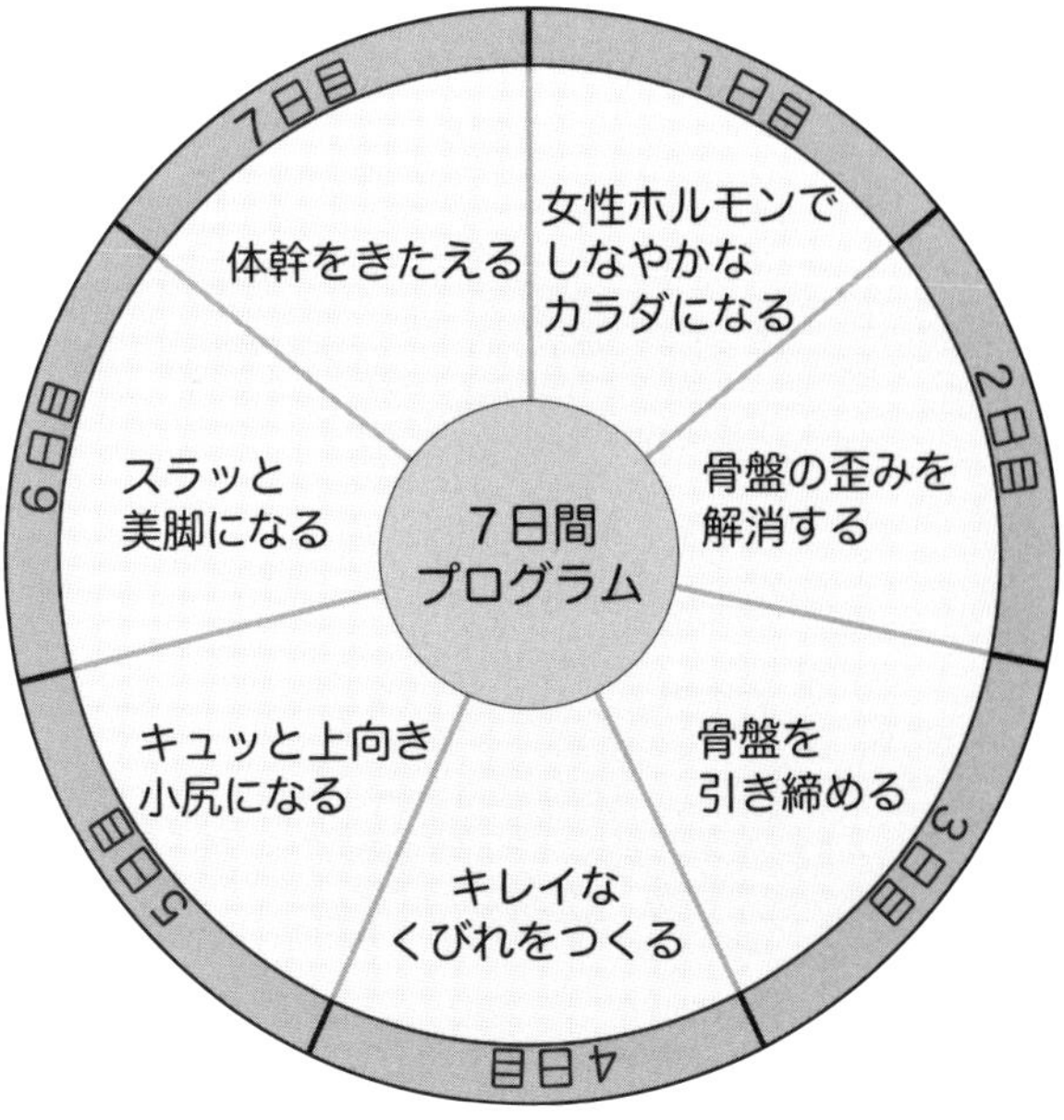

【3日目】
骨盤を引き締める
【4日目】
キレイなくびれをつくる
【5日目】
キュッと上向き小尻になる
【6日目】
スラッと美脚になる
【7日目】
体幹をきたえる

この7日間プログラムのメニュー通りに、毎日トレーニングを続けていただければ、バランスのとれたキレイなカラダになっていきます。

体幹をきたえる3つのトレーニングについては、7日目だけに入れていますが、できればこれを日々のトレーニングにプラスして行うと、体幹をきたえるスピードを上げることができます。

本書では「7日間プログラム」と名付けていますが、7日間やっただけで効果が出るものではありません。

特に、骨盤矯正や体幹をきたえるには一定の時間がかかるものですので、少なくとも1～2か月は続けていただきたいと思います。

そのためにトレーニングも1日3つだけに絞っていますので、ぜひ続けていただき、「美骨美人」になってください。

では、7日間プログラムのトレーニングメニューについて、順番に説明していきましょう。

1日目

女性ホルモンでしなやかなカラダになる

1日目は、女性ホルモンの分泌を促し、しなやかなカラダになるための3つのトレーニングです。

先述しましたが、女性ホルモンは18〜45歳でピークを迎え、45〜55歳の更年期に急激に減少します。

しかし、体幹をきたえることで女性ホルモンの分泌を活性化することができます。その結果、女性らしい丸みのあるカラダや、うるおいのある肌、ツヤのある髪を手に入れることができるのです。

また、脳の活動を活発にし、気持ちを明るくさせる効果や、自律神経を安定させる効果も期待できますので、ぜひ取り組んでみてください。

女性ホルモンで美しくなる真珠貝のポーズ

1 足と背すじを伸ばして真っすぐに座り、かかとを前に押し出します。

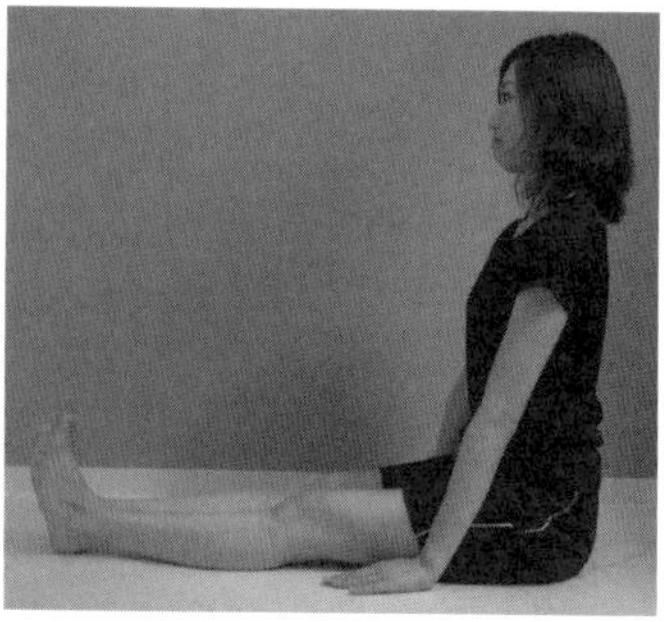

2 膝を曲げ、足裏を合わせて、膝を外に開きます。
そのとき、足でひし形をつくります。
手は太ももの横に置きます。

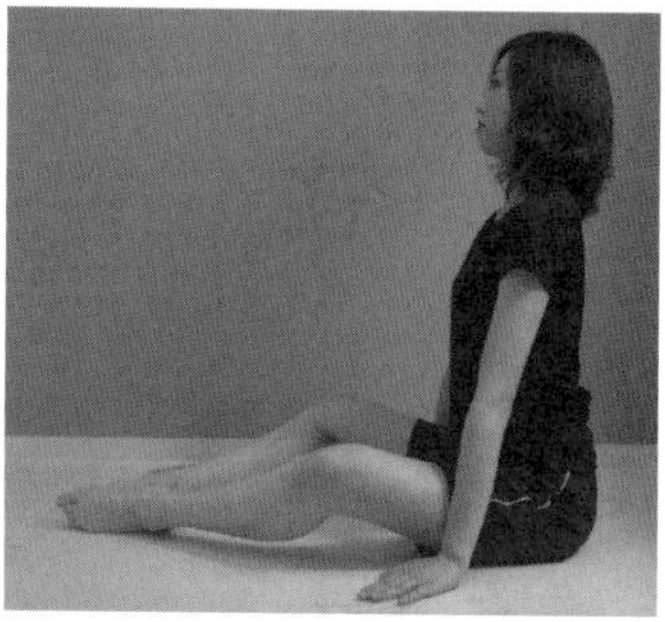

①女性ホルモンで美しくなる真珠貝のポーズ

このトレーニングは股関節から骨盤、腹部、太ももの裏にかけて刺激を与えるため、柔軟性の改善に効果があります。

また、腹部の内臓や泌尿器系の機能改善にも有効で、消化不良や女性の生理不順などに効果があります。

女性ホルモンで美しくなる真珠貝のポーズ

3 息を吸いながら上に伸びて胸を開きます。
顔は斜め上に向け、30秒間キープします。

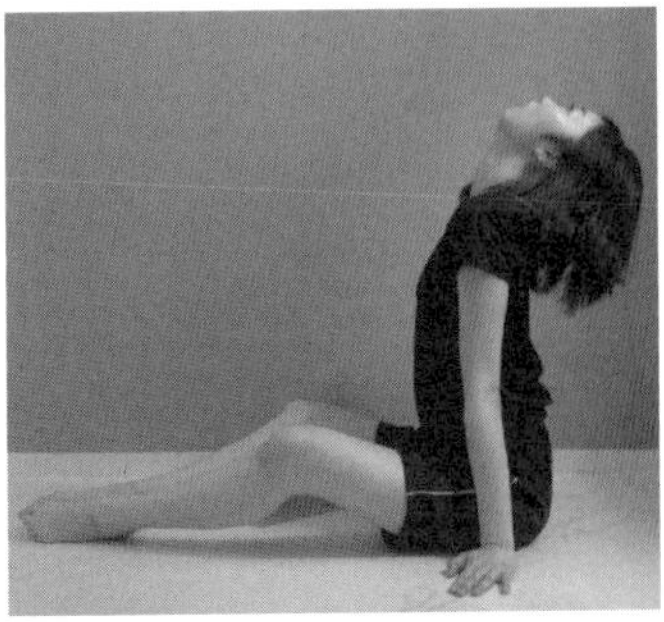

4 息を吐きながらカラダを倒し、手のひらを上にして腕を膝の下から足首に向かってすべらせます。

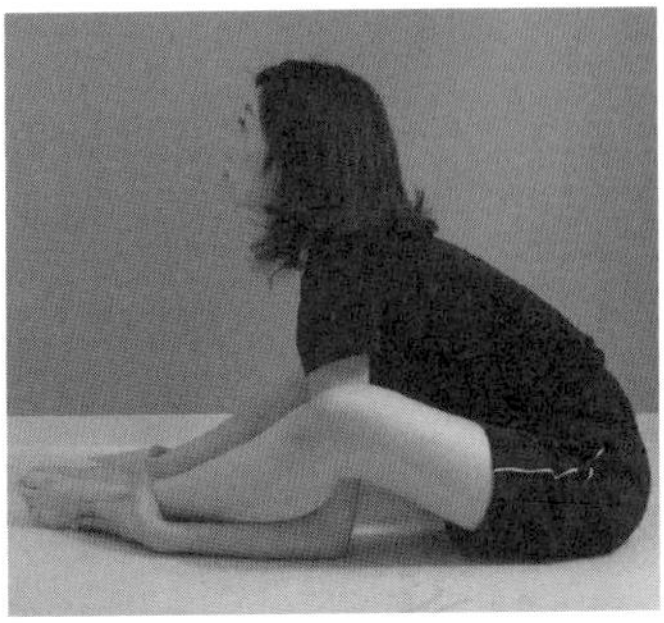

5 外側から足首をつかみ、さらに前屈してリラックスし、この状態を30秒間キープします。

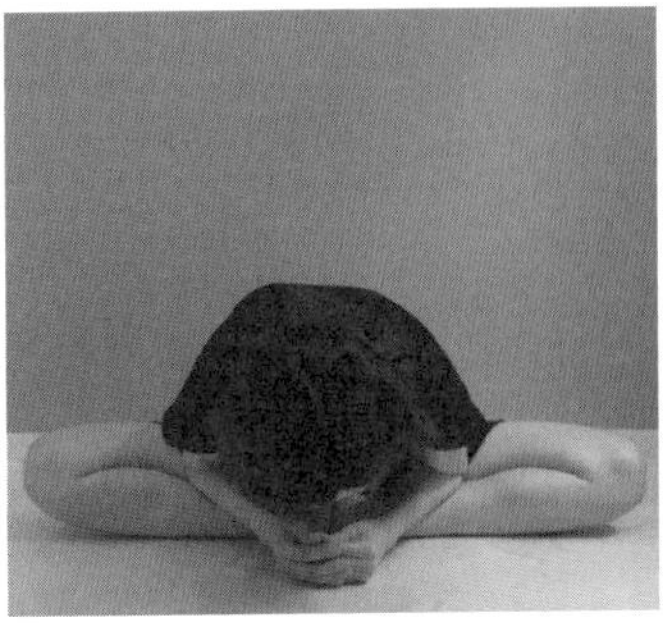

キレイなウエストラインをつくる人魚姫体操

1 背すじを伸ばしてかかとを前に押し出すように真っすぐに座ります。

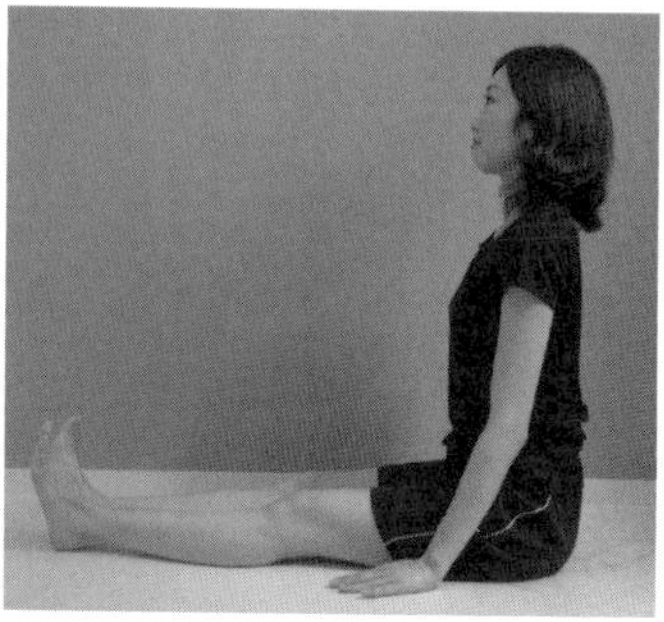

2 足を肩幅に開いて、つま先を押し出します。

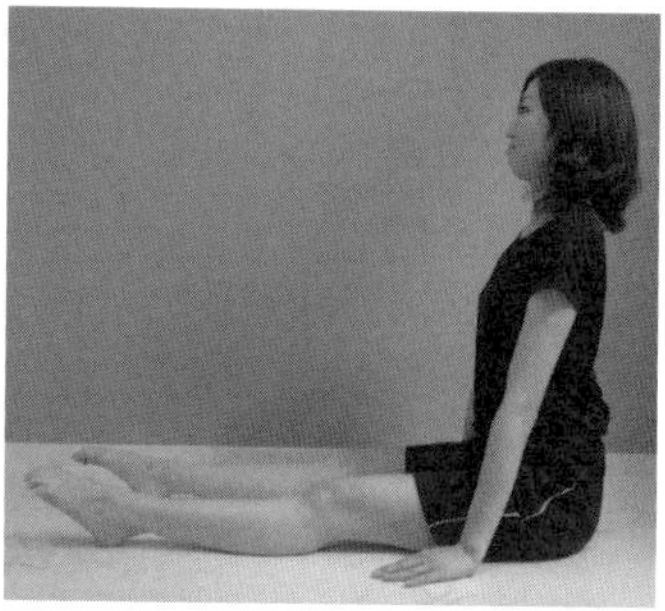

②キレイなウエストラインをつくる人魚姫体操

このトレーニングはお腹まわりの筋肉をきたえることによって、ウエストラインをすっきりキレイにする効果があります。

ですので、ウエストのくびれを手に入れたい方におすすめの体操です。

また、この体操をすると骨盤の血行がよくなり

キレイなウエストラインをつくる人魚姫体操

3 息を吐きながら上体を左側にねじります。
このとき右手は足の間に置きます。

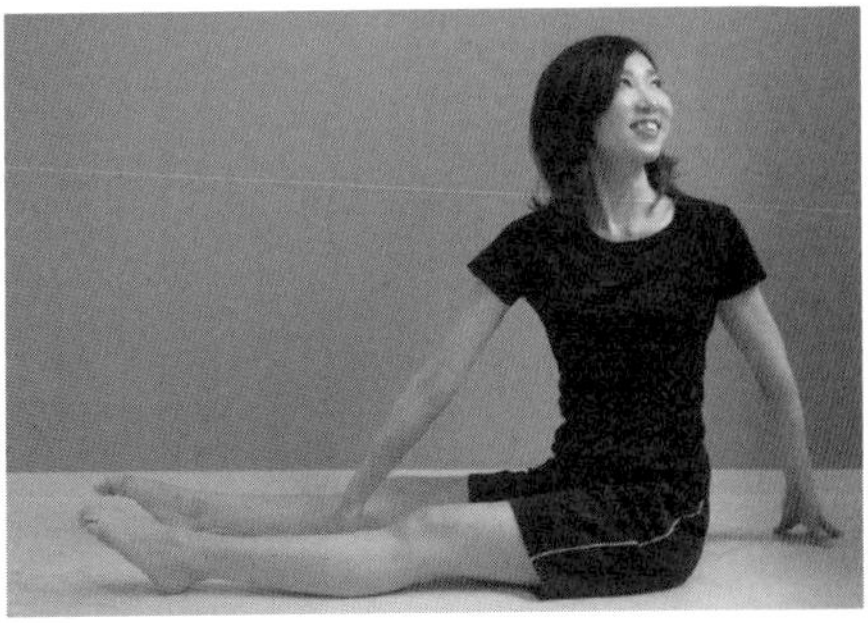

4 お尻を持ち上げ、息を吐きながらさらにカラダをねじり、5～10呼吸します。
終わったら、今度は同様の手順で上体を右側にねじります。

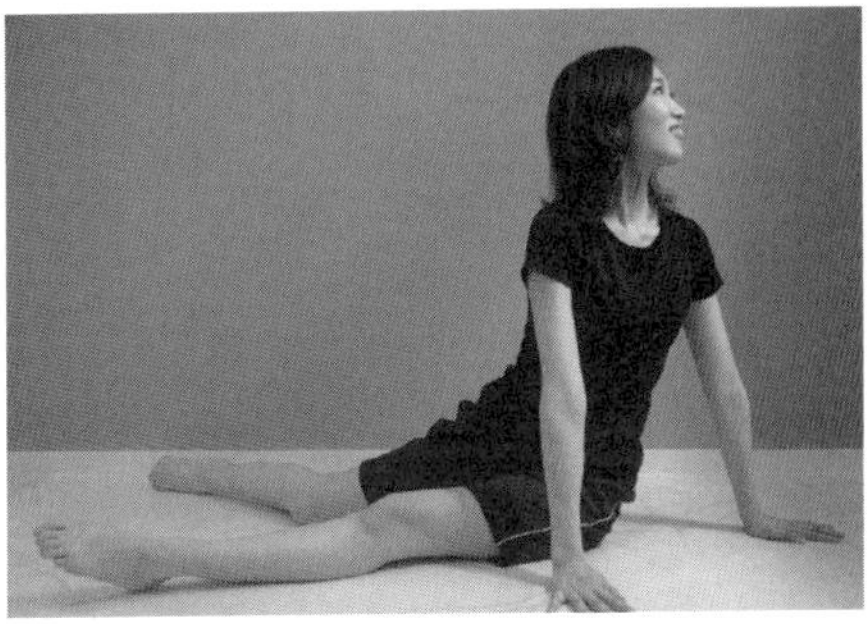

ますので、冷え性の改善も期待できます。

この体操のポイントは、上体をねじる前に息を吸い込み、ゆっくりと息を吐きながら上体をねじることです。

このとき理想のウエストラインをイメージしながら行うとよいでしょう。

ネコ伸びポーズで女子力アップ

1 両手両足を床につき、基本の姿勢をつくります。

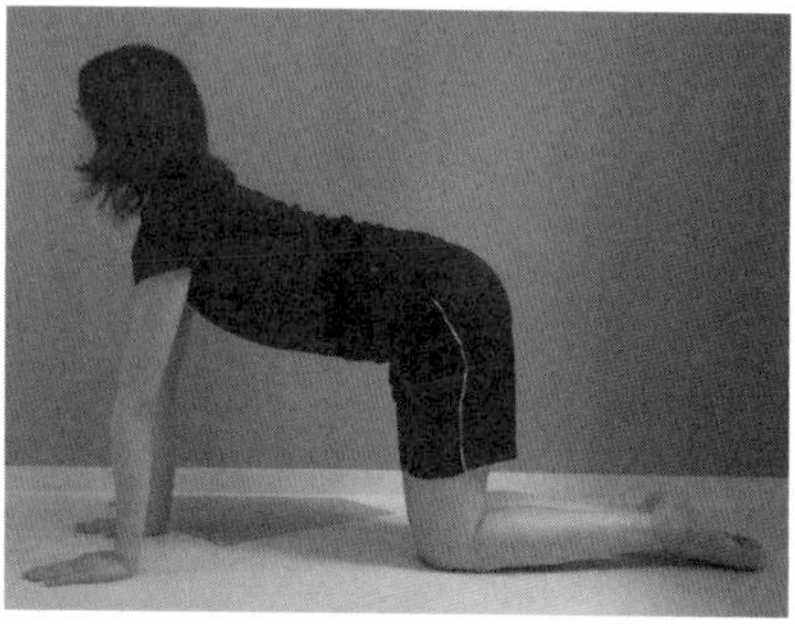

2 胸を開いて背中を反らせ、10秒間キープします。

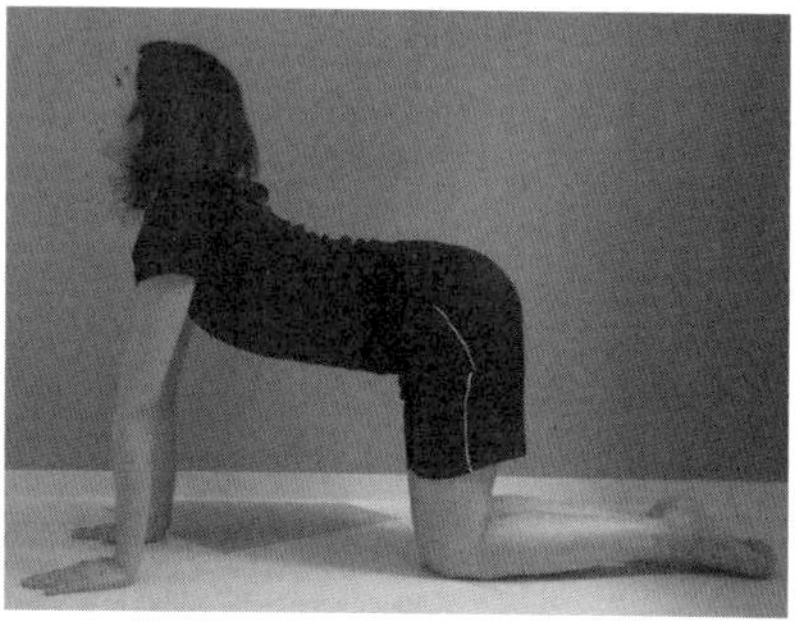

③ネコ伸びポーズで女子力アップ

このトレーニングはネコのように背中を反らし、丸め、伸ばすのが基本動作となります。

この動きをすることで腰まわりの筋肉がほぐれ、腹筋や背筋の内側にあるインナーマッスルがきたえられます。

背骨や肩甲骨の周辺を柔軟に動かし、背中の筋

ネコ伸びポーズで女子力アップ

3 ネコが伸びをするように背中を丸め、10秒間キープします。

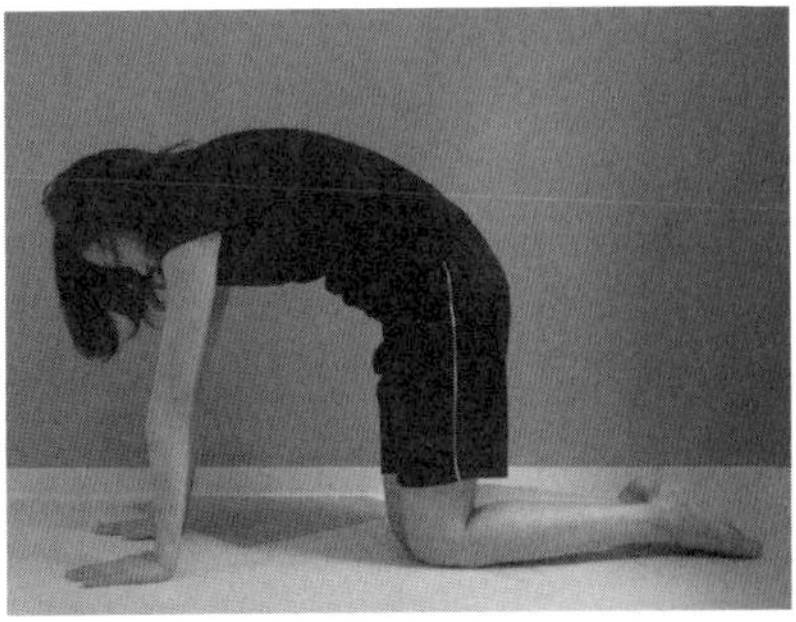

4 背中を伸ばし、基本の姿勢に戻ります。

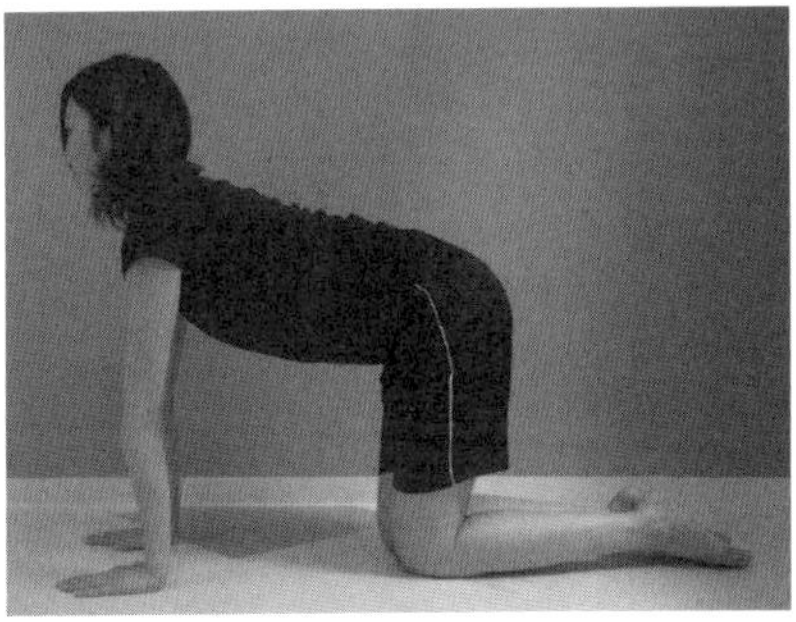

肉をリラックスさせるため、デスクワーク中心の仕事で背中の筋肉がこり固まった方は、このポーズで1日の疲れをリフレッシュするといいでしょう。また、血流がよくなって脂肪燃焼効果が高まるので、ダイエット効果が期待できます。

なお、首に痛みがある場合は頭を動かさず、首に負担がかからないよう注意してください。

◆

2日目

骨盤の歪みを解消する

2日目は、骨盤の歪み解消に効果のある3つのトレーニングです。

骨盤が歪んでいると、内臓の位置が下がるため、ぽっこりお腹になったり、消化不良を起こしたりします。

また、筋肉のバランスが悪くなるため、血流やリンパの流れが悪くなり、冷え性や肩こり、腰痛を引き起こしたりすることもあるのです。

ですので、このトレーニングを続けることで、骨盤の歪みを解消することをおすすめします。

座ったまま歪みをリセットする骨盤まわし

1 背すじを伸ばしてあぐらをかき、両足のかかとと恥骨あたりが一直線上にくるようにします。
このとき肩の力は抜き、両手は膝の上に置きます。

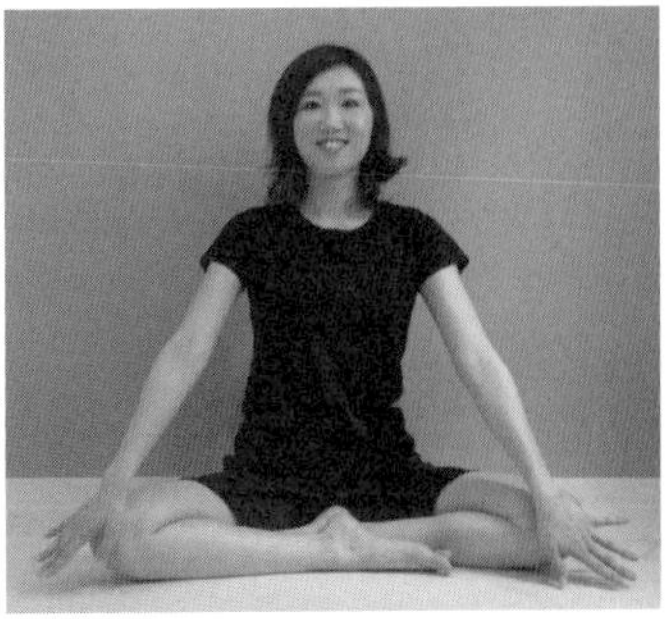

2 息を吸いながら骨盤を前傾させて、胸を前に押し出します。
このとき坐骨が床から離れないように注意してください。

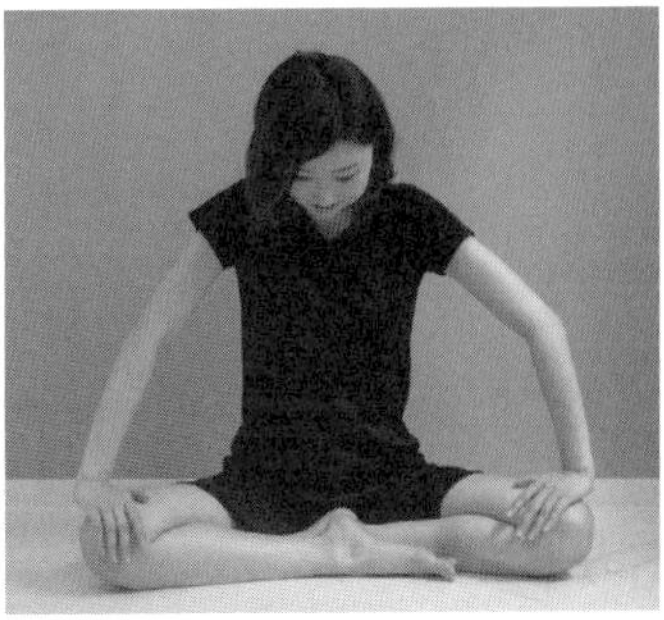

①座ったまま歪みをリセットする骨盤まわし

このトレーニングは骨盤の歪みをリセットすると同時に、お腹まわりについた脂肪を燃焼させる効果もあります。

このトレーニングのポイントは、座ったままで骨盤をゆっくりと回転させることです。

このとき、坐骨が床か

◆

座ったまま歪みをリセットする骨盤まわし

3 息を吐きながら上半身を右から後ろにゆっくりと回します。
後ろに向かって胸で滑らかに半円を描くようなイメージです。

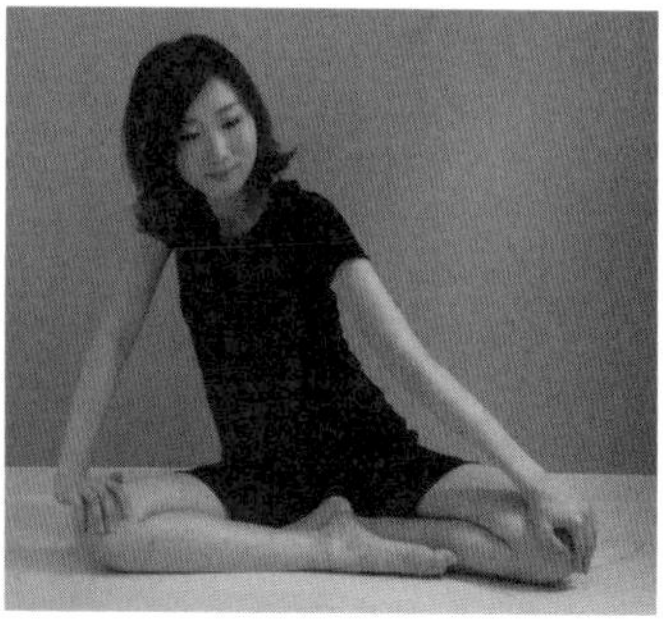

4 滑らかに上体を真ん中に戻しながら骨盤を後ろに傾け、背中を丸くして顔は下に向けます。
この状態を20秒間キープします。

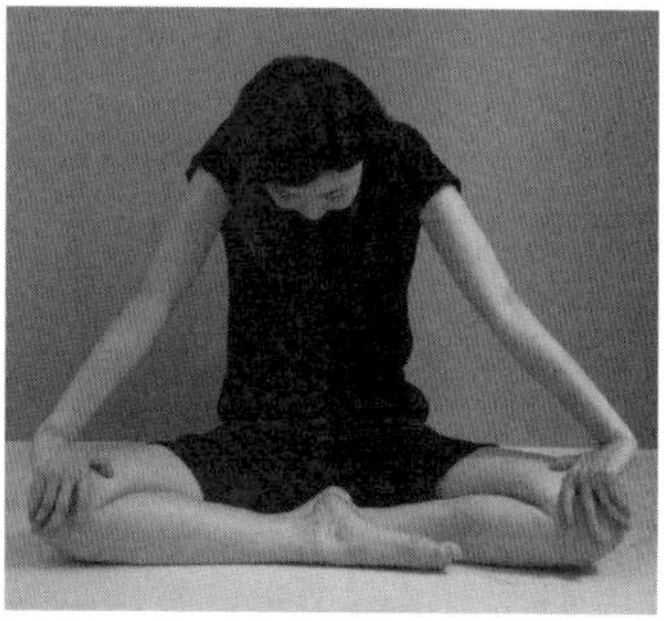

ら離れないように注意してください。
あぐらをかいた状態で骨盤をゆっくり回転させることで、骨盤の歪みが解消されていきます。

片足に重心をかけて立ったり、鞄を片方の肩にばかりかけたり、デスクワークで長時間椅子に座り続けているだけで、私たちの骨盤は歪むことになります。

座ったまま歪みをリセットする骨盤まわし

5 今度は上体を左から後ろに半円を描くように回します。

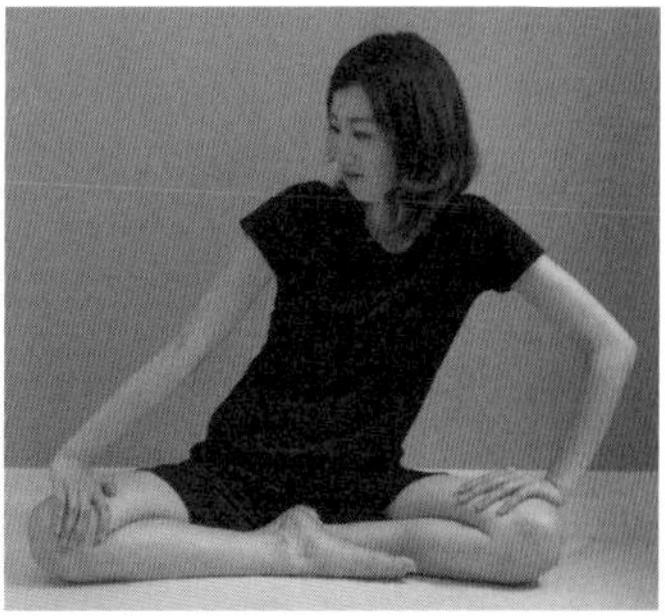

6 先ほどと同じ状態に戻り、20秒間キープします。

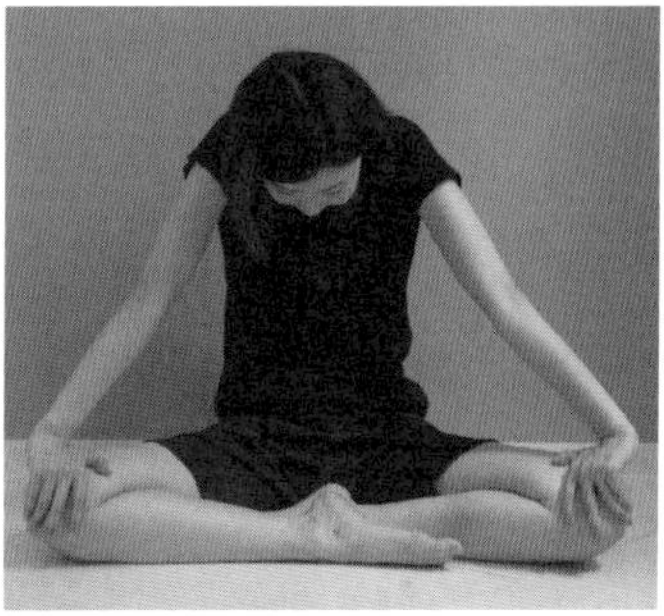

何気ない日頃の生活習慣で毎日カラダは歪んでいってしまうので、その日の歪みはその日のうちに解消しておくことが大切になります。

この骨盤まわしは座ったままできるトレーニングですので、テレビを見ながらなど、空いた時間にやるといいでしょう。

◆

骨盤の歪みを矯正する内ももトレーニング

1 左膝を曲げ、右足は外側に 45 度開いて伸ばし、足首は直角にします。

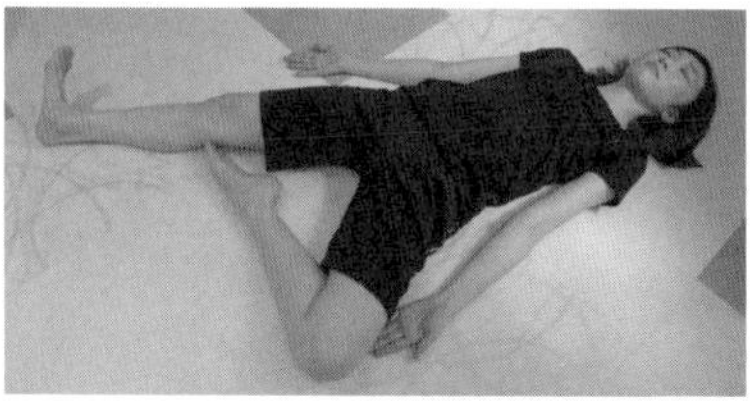

2 右足のかかとは外側に向けたまま、膝も伸ばしたままで、骨盤を床から浮かさずに右足を限界まで持ち上げます。
これを 10 回繰り返し、足を入れ替えて同じ動作を繰り返します。

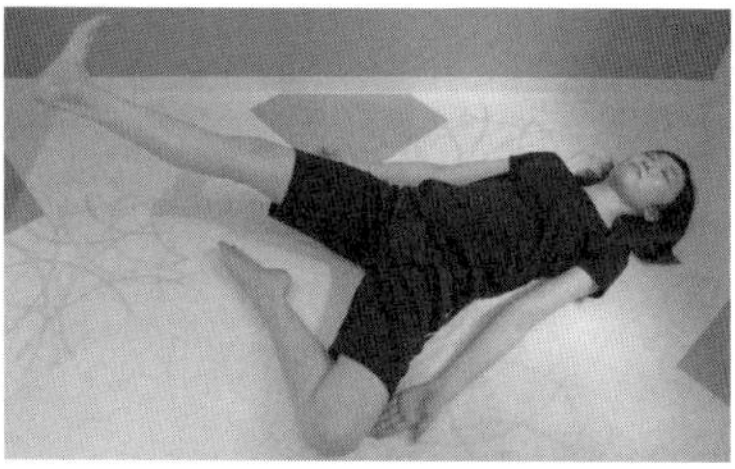

②骨盤の歪みを矯正する内ももトレーニング

骨盤矯正と同時に、美脚の敵ともいえるたるんだ内ももを引き締めます。

ポイントは、足を上げる際、骨盤を床から浮かさないようにすることです。実際にやってみるとわかりますが、意外ときついトレーニングですので、無理せず続けるようにしましょう。

③骨盤ストレッチ（臀部）

ヒップアップ効果を期待できるのがこのトレーニングです。

長時間座り続ける生活をしていると、お尻の中央から太ももの上部をつなぐ大臀筋、上部外側にある中臀筋を中心に、筋肉がこっていきます。

骨盤まわりを支えているこれらの筋肉がこってしまい、腰への負担が強くなることで腰痛が引き起こされます。

さらに、お尻の筋肉が下がりやすくなりますので、デスクワークが中心の人には特に、キレイなヒップラインを保つためにこのトレーニングをおすすめします。

次ページの写真のように、仰向けで横になり、足を組んだ状態で太ももをお腹の方に引き寄せることで、骨盤の歪みが解消されます。

この骨盤ストレッチで普段はあまり伸ばすことのないお尻の筋肉を伸ばすことによって、お尻の筋肉ストレッチになり、ヒップアップ効果が期待できます。

骨盤ストレッチ（臀部）

1 仰向けに寝て両膝を立てます。

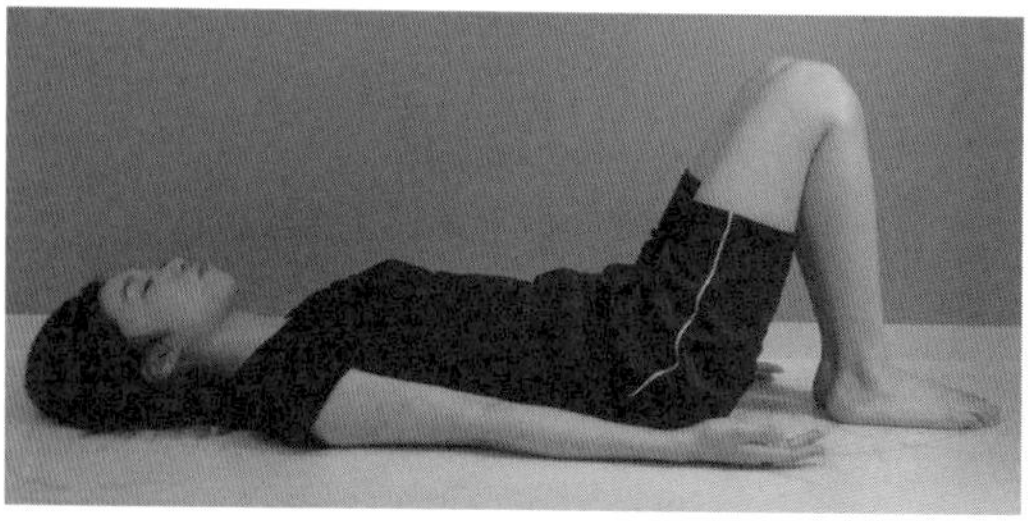

2 足を組むように、右足のふくらはぎを左足の太ももの上に載せます。

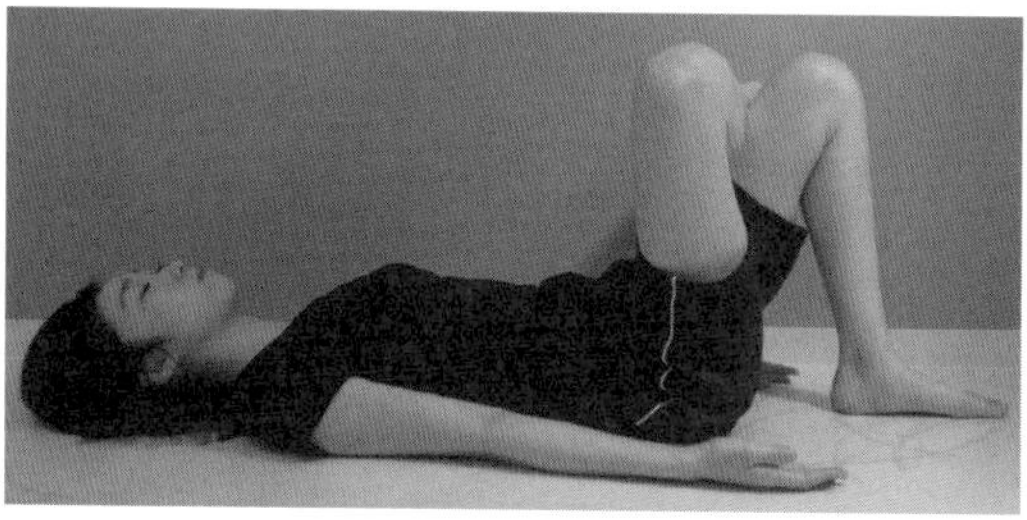

3 左足の太ももを両手で抱えてお腹の方に引き寄せ、この姿勢を10秒間キープします。足を変えて同じ動作を行います。これを3セット行います。

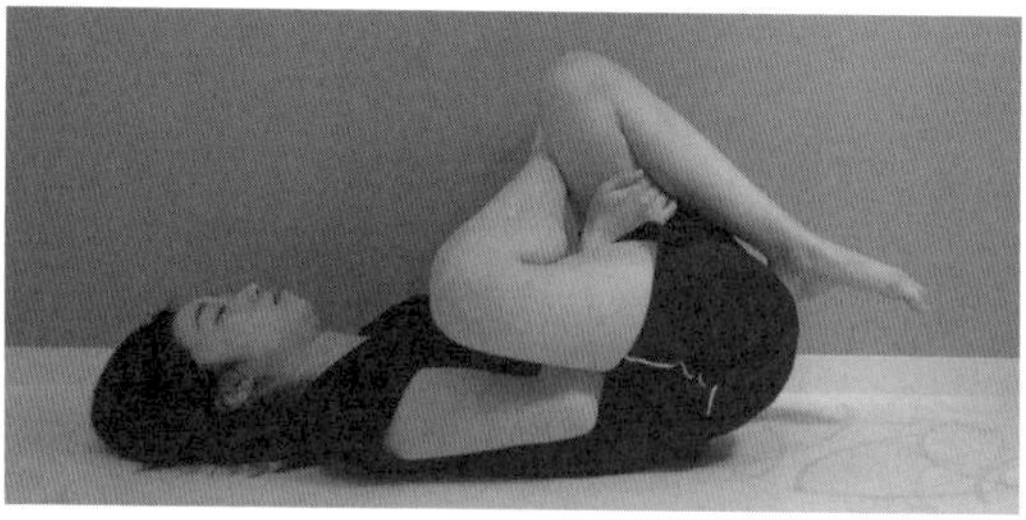

3日目
骨盤を引き締める

3日目は、骨盤を引き締める効果のある3つのトレーニングです。

①骨盤の中から引き締める骨盤底筋トレーニング

このトレーニングは骨盤の引き締め効果のほかに、尿もれの予防・改善効果も期待できます。

尿もれは女性の3〜4人に1人は経験するといわれています。尿もれにはいくつか種類がありますが、加齢や出産を契機に症状が出ることが多く、重い荷物を持ち上げたり、咳やくしゃみをするなど、お腹に力が入ったときにもれてしまう「腹圧性尿失禁」が一般によく知られています。

尿もれが気になる人は特に、このトレーニングをおすすめします。

骨盤の中から引き締める骨盤底筋トレーニング

1 椅子に深く腰掛け、足を軽く開き、手はだらりと下げます。

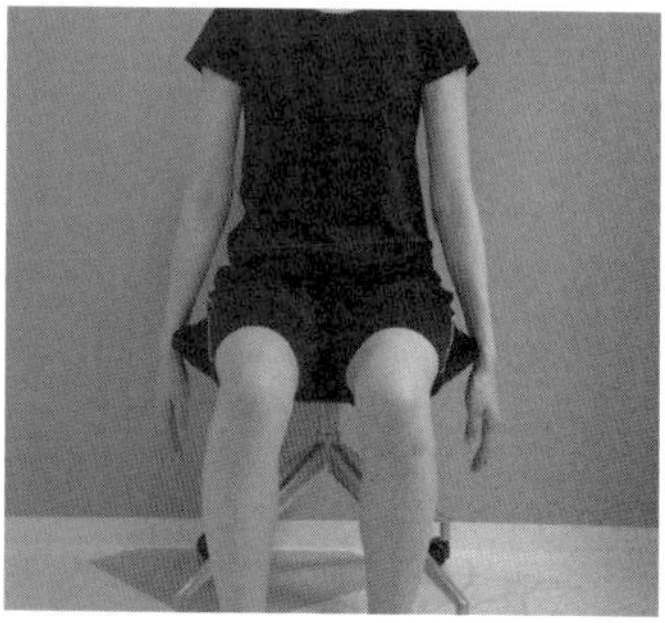

2 両足でクッションをはさみます。

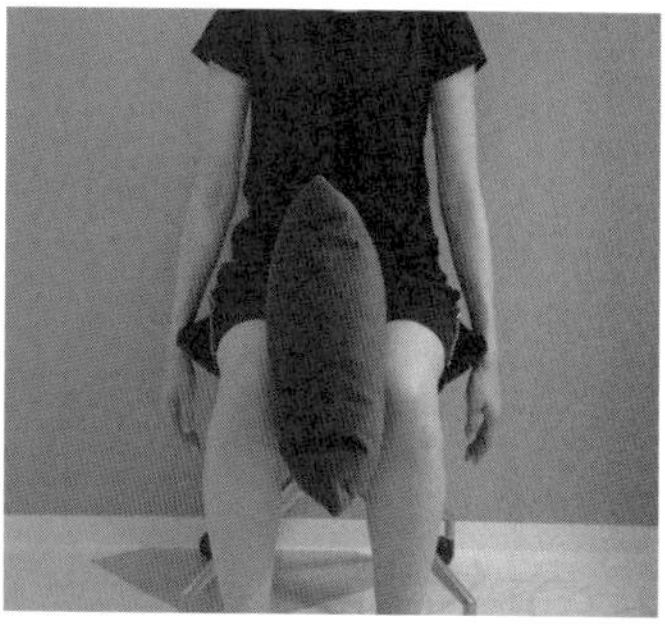

3 両足でクッションを60 秒間締めつけます。

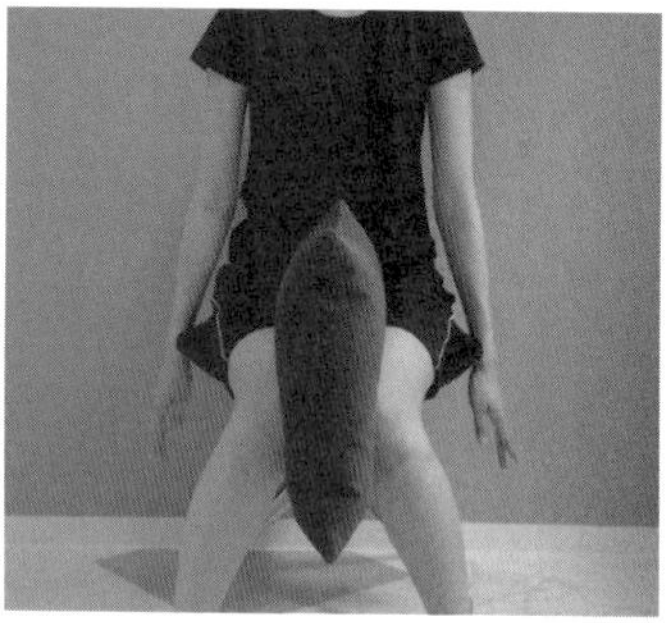

②骨盤の筋肉を引き締めるオルタネイトランジ

このトレーニングも骨盤の引き締め効果のほかに、太もも痩せ効果やヒップアップ効果も期待できます。

このトレーニングでは、臀部の大部分を覆っている大臀筋をきたえます。股関節を大きく動かすため、お尻まわりに脂肪がつきにくくなり、小尻効果も期待できます。また、太ももの前部と後部を同時に引き締めることで美脚をつくり出します。太ももが細くなれば、スキニーパンツもおしゃれに着こなせるようになるでしょう。

トレーニングのポイントは、前に踏み出した足の膝を90度に曲げること。腰を落としたときに前足の膝がかかとの真上にくるようにすると、太ももやお尻にしっかりと負荷がかけられ、太もも痩せ効果とヒップアップ効果が高まります。

背すじを伸ばし、頭からお尻まで直線になるように姿勢をキープするのもポイントです。

骨盤の筋肉を引き締めるオルタネイトランジ

1 足を肩幅くらいに開き、両手を腰にあて、真っすぐに立ちます。

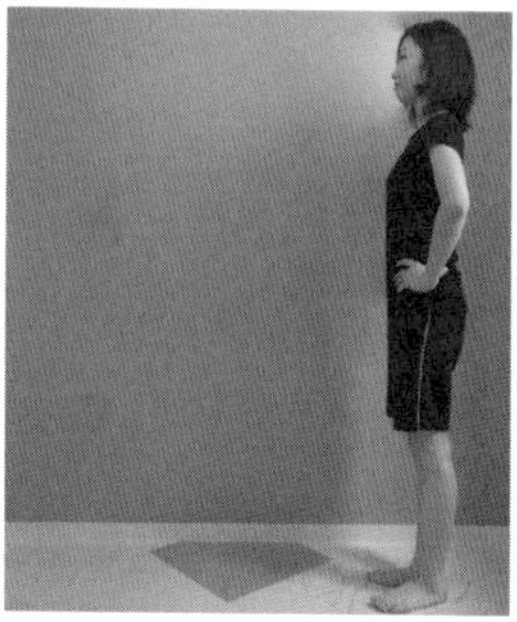

2 息を吸いながら右足を大きく前に出します。
右足を踏み出す位置の目安は、右足の膝が90度、左足の膝から下が床と平行になる位置です。
目線は前を見たままです。

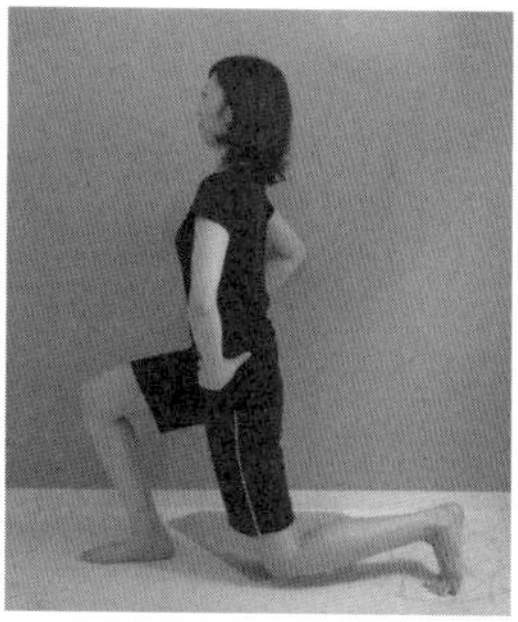

3 息を吐きながら、踏み出した足の裏全体で床を蹴って元の位置に戻ります。

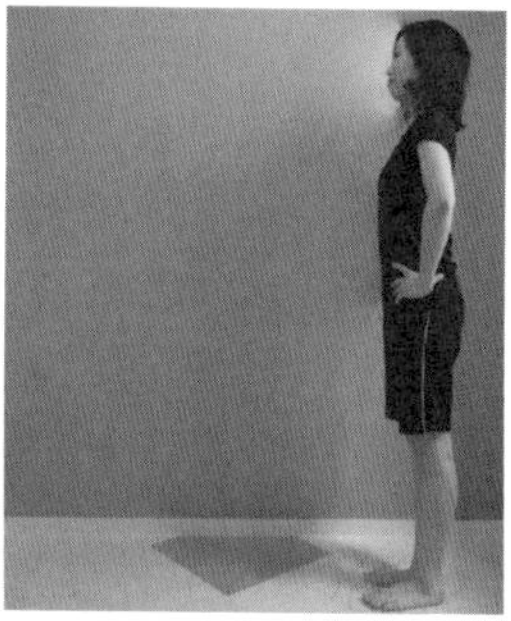

骨盤の筋肉を引き締めるオルタネイトランジ

4 先ほどと同じように息を吸いながら、今度は左足を大きく前に出します。

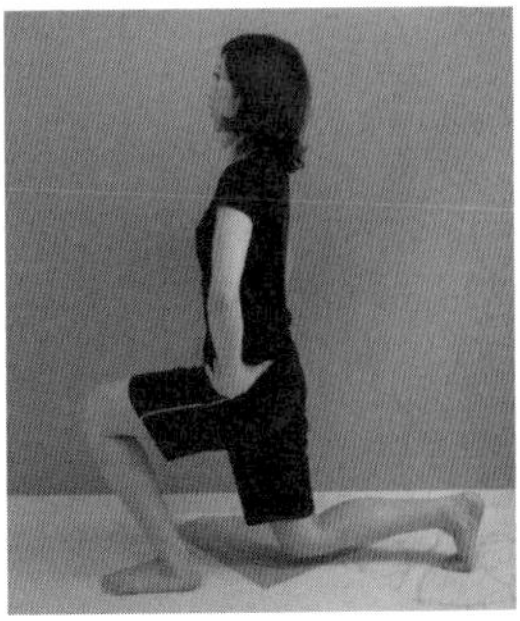

5 息を吐きながら、踏み出した足の裏全体で床を蹴って元の位置に戻ります。
この一連の動作を左右各10回ずつ行います。

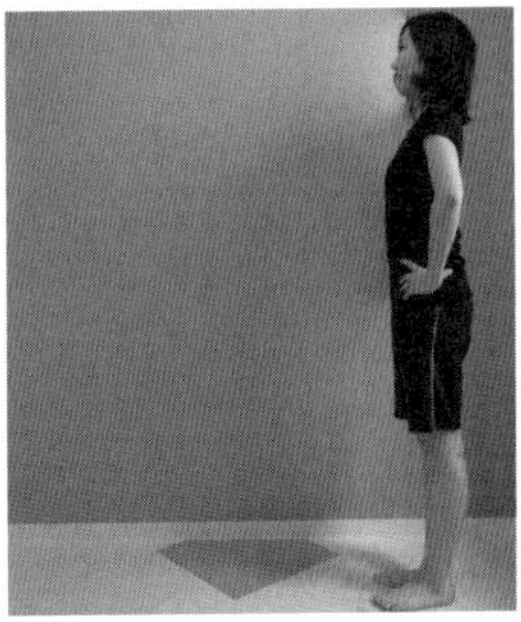

足を踏み出す際には、かかとからつま先の順番で着地し、踏み込んだ足に重心を置きましょう。

慣れてきたら回数やセット数を増やすとより効果が期待できます。

ただし、無理やり回数を増やして姿勢が崩れるとランジの効果は出ず、関節などを痛めることがありますので、無理は避けましょう。

骨盤を引き締め便秘を解消する骨盤ひねり

1 背すじを伸ばし、足を伸ばして座ります。このとき、骨盤を真っすぐに立て、かかとを前に押し出すようにし、尾骨から首筋まで一直線になるようにします。

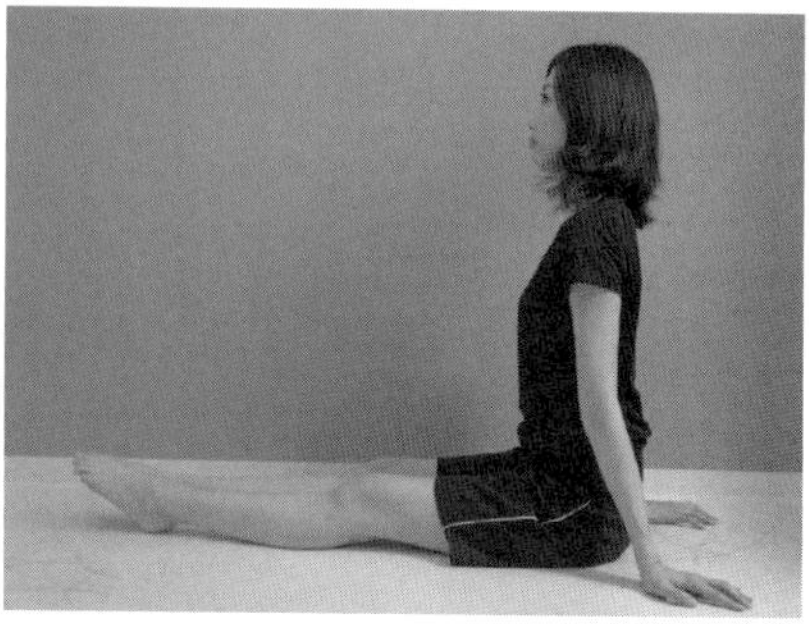

2 右膝を立てて左手で抱えます。
右手は右のお尻の後ろに立てて軽くカラダを支え、背すじを伸ばします。

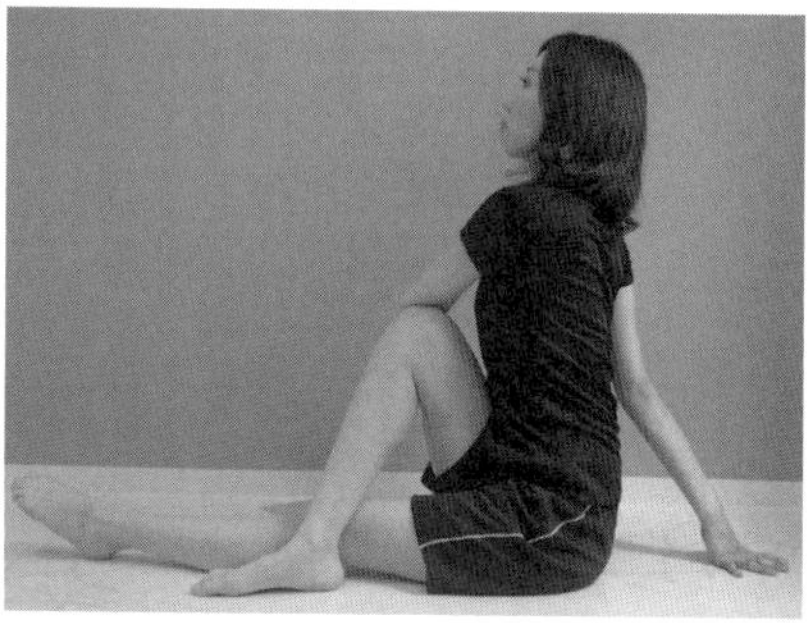

③骨盤を引き締め便秘を解消する骨盤ひねり

便秘の原因の1つに、腹筋の弱さが挙げられます。腹筋が弱いと押し出す力も不足します。
それを解消してくれるのがこのトレーニングです。

上体をねじり骨盤をひねることで、ななめの筋肉を刺激します。腹筋力

骨盤を引き締め便秘を解消する骨盤ひねり

3 息を吐きながら上体を右側にねじります。このとき、右肘で右太ももをお腹の方へ引き寄せます。この状態で5～10呼吸します。

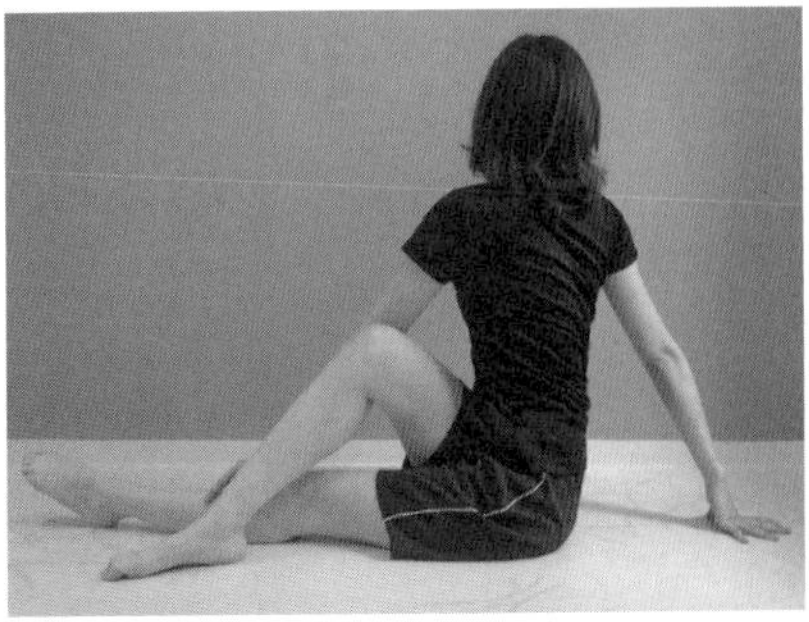

4 反対側も同様に行います。

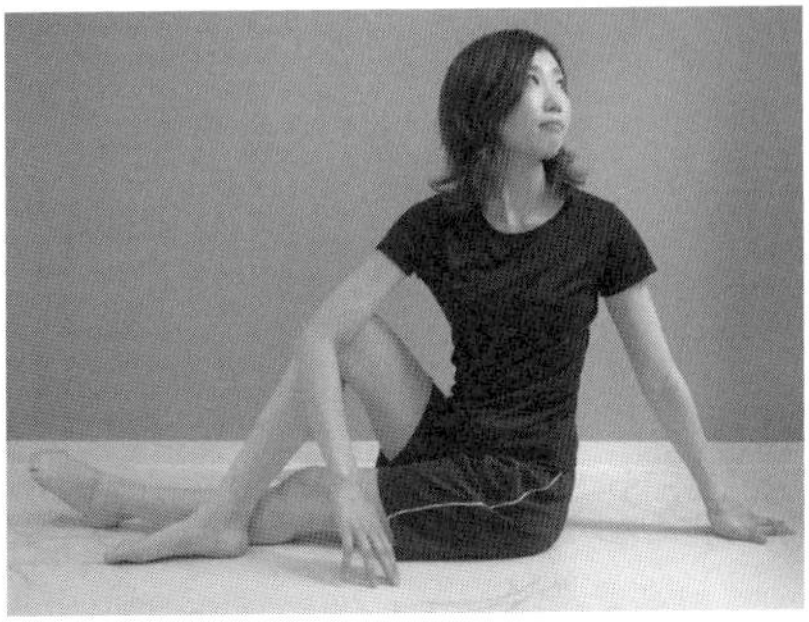

が高まることで腸のぜん動運動がうながされ、ガスを抜きやすいカラダになります。

また、体幹をきたえ、正しい姿勢を保つことで、腸管がつぶされず、便の流れもよくなります。

便秘がちな人は、ぜひこのトレーニングで押し出し力を手に入れてください。

4日目

キレイなくびれをつくる

4日目は、キレイなくびれをつくるための3つのトレーニングです。

くびれのある美しいウエストラインは、女性にとって憧れと言っても過言ではないでしょう。

お腹だけがぽっこり出ている体型は、どうしてもオバサンに見えてしまいます。

そこで今回は、寝ころびながら簡単にできるトレーニングを3つご紹介したいと思います。

この3つのトレーニングを続けることで、ぽっこりお腹を解消し、キュッと引き締まったウエストラインを手に入れてください。

くびれ美人になるためのトランクカール

1 仰向けになり、膝を曲げて足の裏を床につけ、カラダを安定させます。

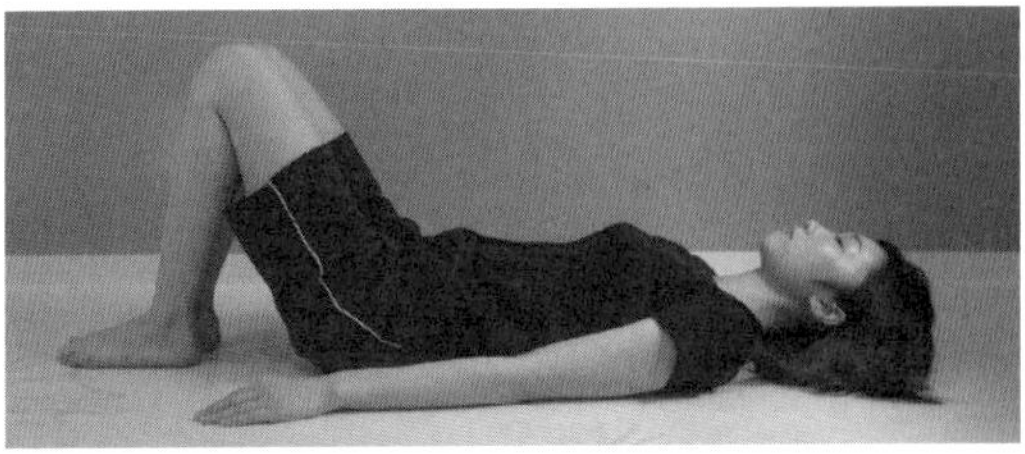

2 おへそを見るようにカラダを起こします。
この状態を30秒間キープします。
このとき腰は反らさないよう注意してください。

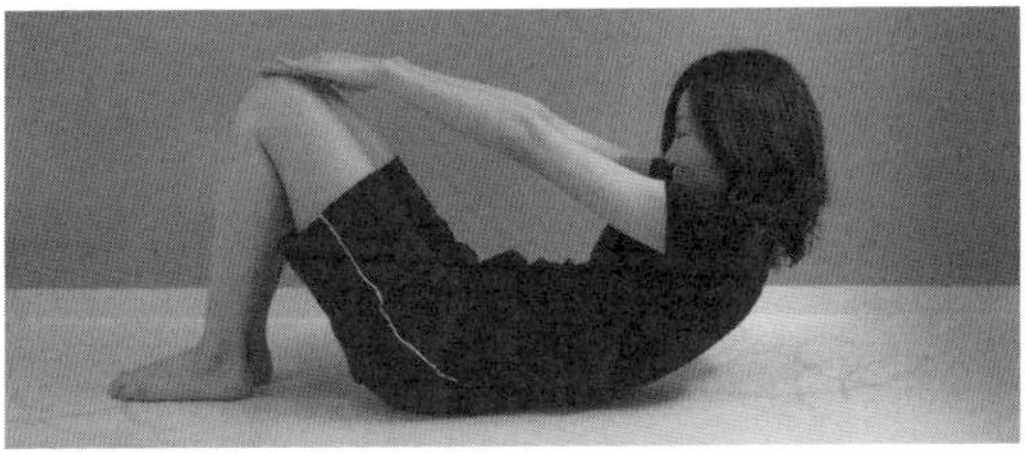

①くびれ美人になるためのトランクカール

Trunk＝体幹、Curl＝曲げる、という文字通り、このトレーニングは腹筋をきたえることで、ぽっこりお腹が引き締まり、キレイなくびれをつくる効果があります。

最初はきついかもしれませんが、できるだけ30秒間キープすることを目指しましょう。

くびれ美人になるためのトランクカール

3 元の姿勢に戻します。

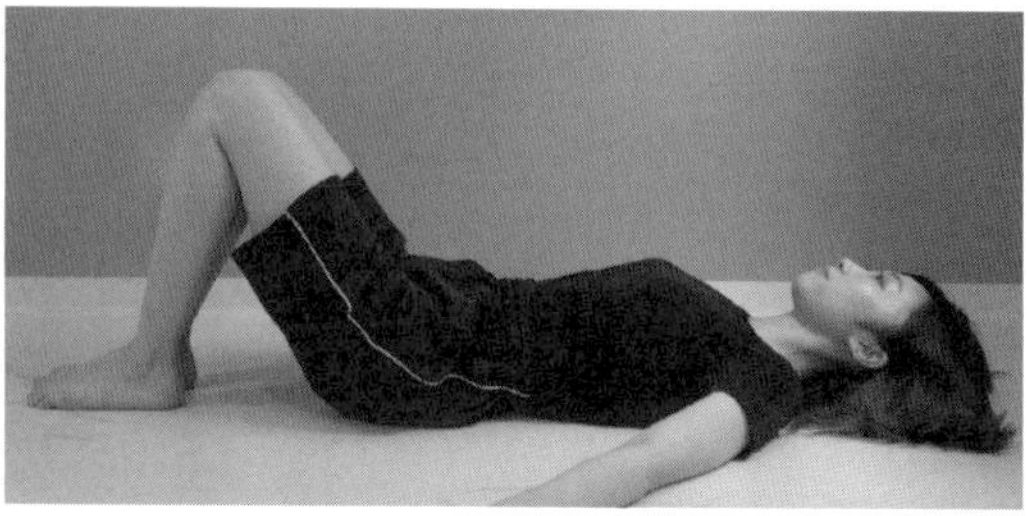

4 お尻と両肩をつけたまま腰を浮かせます。
この状態を 40 秒間キープします。

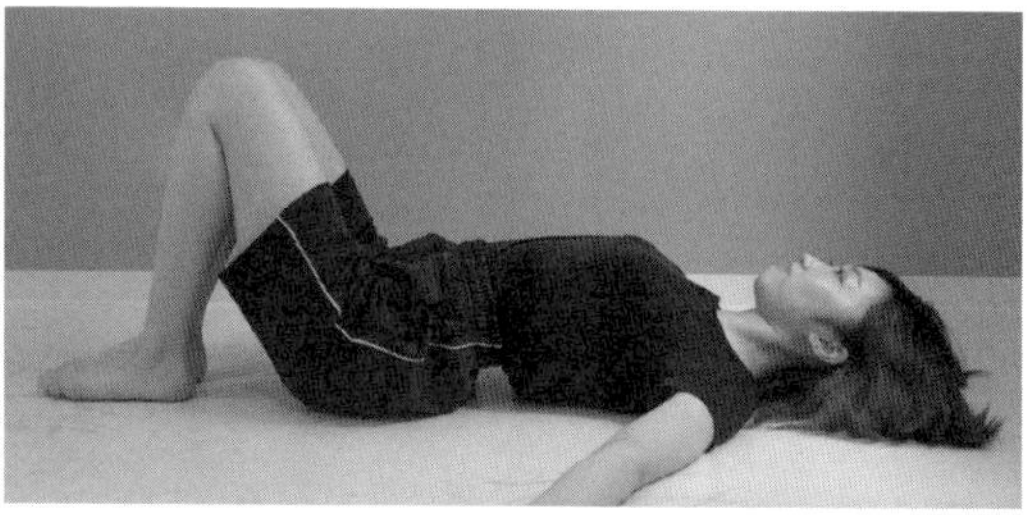

②足上げくびれ運動でキレイなくびれに

背中を反らせて、勢いで無理に足を上げようとしないこと、息を吐きながら両足をゆっくり下ろすことがポイントです。

「大臀筋」や太もも前の「大腿四頭筋」、股関節のインナーマッスル「腸腰筋」などに働きかけるトレーニングです。

足上げくびれ運動でキレイなくびれに

1 膝を立てて仰向けになります。

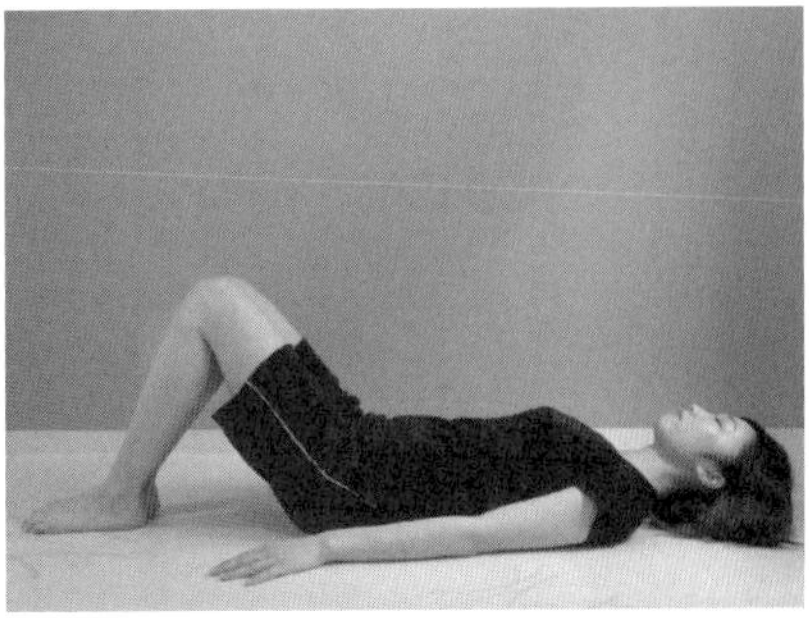

2 両足を持ち上げて、かかとを押し出します。
この状態を30秒間キープします。

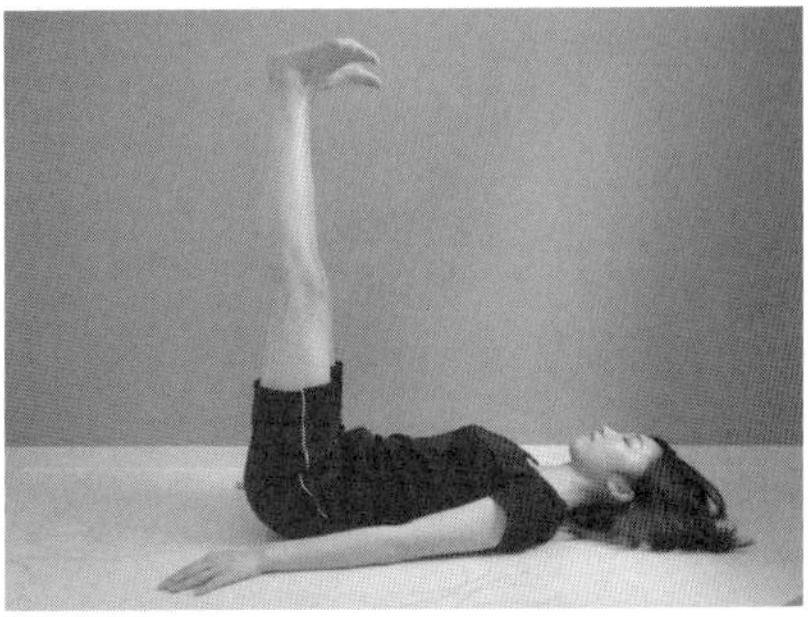

3 息を吐きながら、両足をゆっくり下ろしていきます。

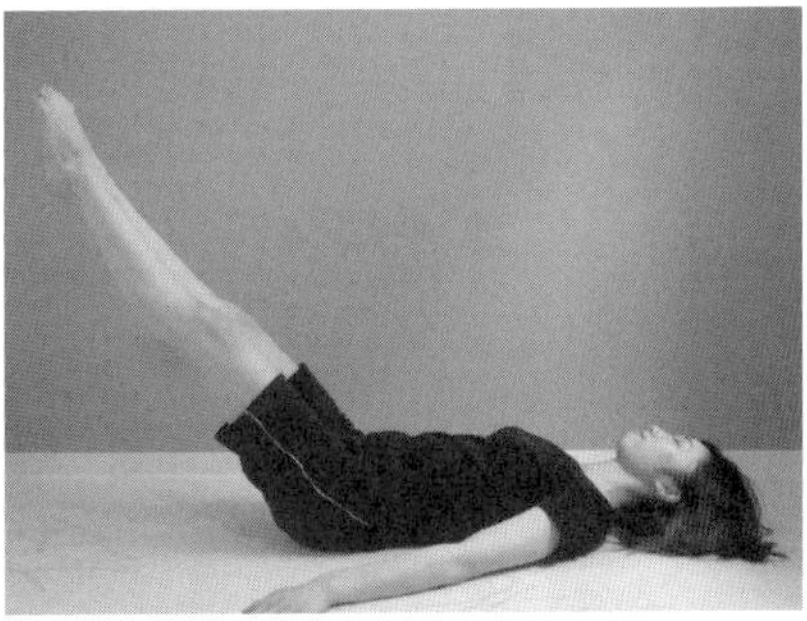

キレイなウエストラインをつくる3秒上体起こし

1 仰向けになって両膝を立てます。
このとき両手は頭の下に置きます。

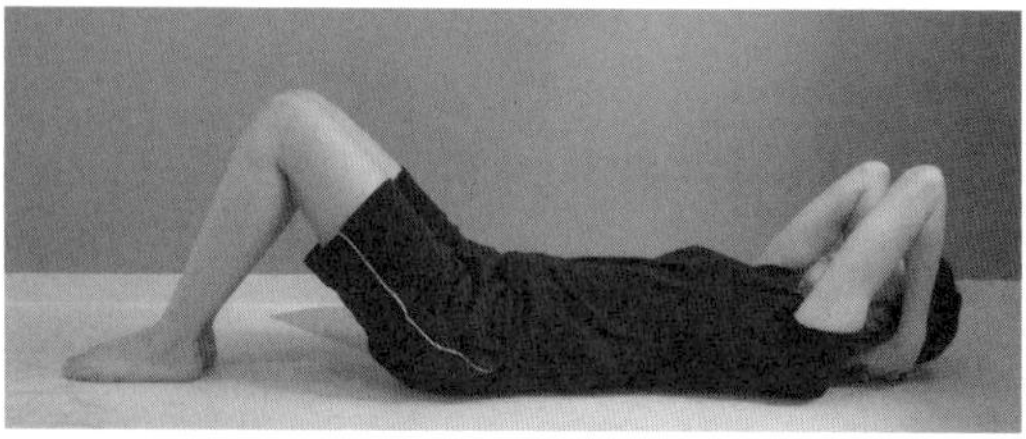

2 ３秒かけてゆっくりと上体を起こし、３秒かけて上体をゆっくりと元に戻します。

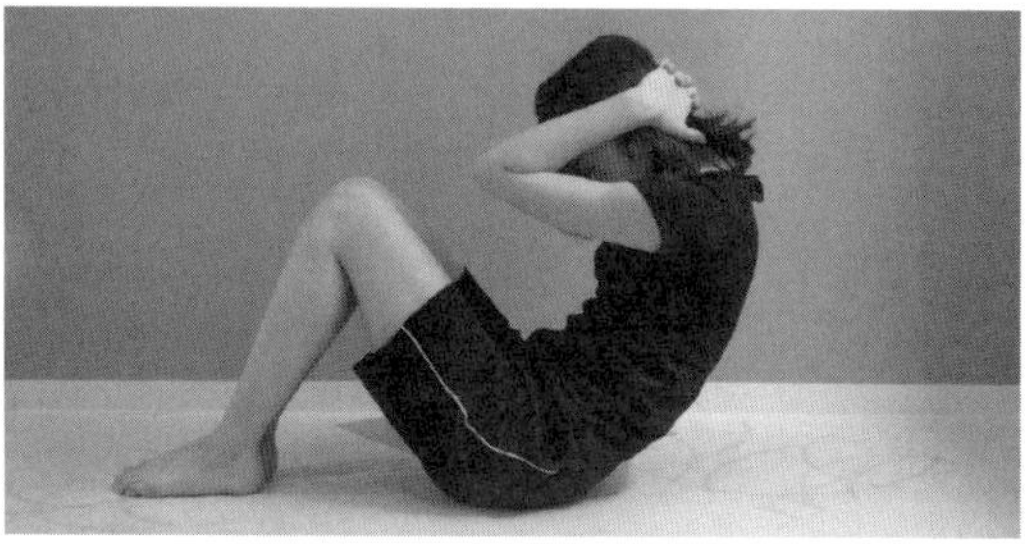

③キレイなウエストラインをつくる3秒上体起こし

このトレーニングも腹筋をきたえることになるので、キレイなウエストラインをつくる効果があります。

一気に上体を起こすのではなく、３秒かけてゆっくりと上体を起こしていくのがポイントです。

5日目 キュッと上向き小尻になる

5日目は、キュッと上向きな小尻をつくるための3つのトレーニングです。

①寝たままお尻を引き上げるヒップリフト

このトレーニングは小尻効果と同時に、太ももや下半身痩せの効果もあります。

ヒップリフトを行う際のポイントは、2つあります。

1つは、大臀筋を使ってお尻を持ち上げるイメージで行うことです。手に力を入れてお尻を持ち上げることはしないようにしてください。

もう1つは、お尻を上げるときも下げるときも、ゆっくりと行うことです。3秒くらいかけてゆっくりと上げたり下げたりするのがポイントです。

寝たままお尻を引き上げるヒップリフト

1 仰向けになり、両足を腰幅に開きます。

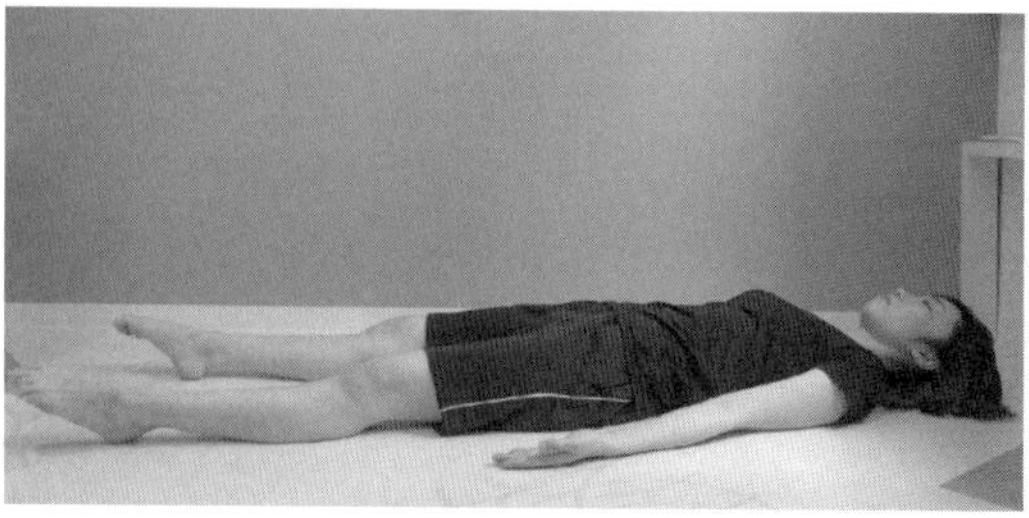

2 両膝を立て、腰幅程度に開きます。

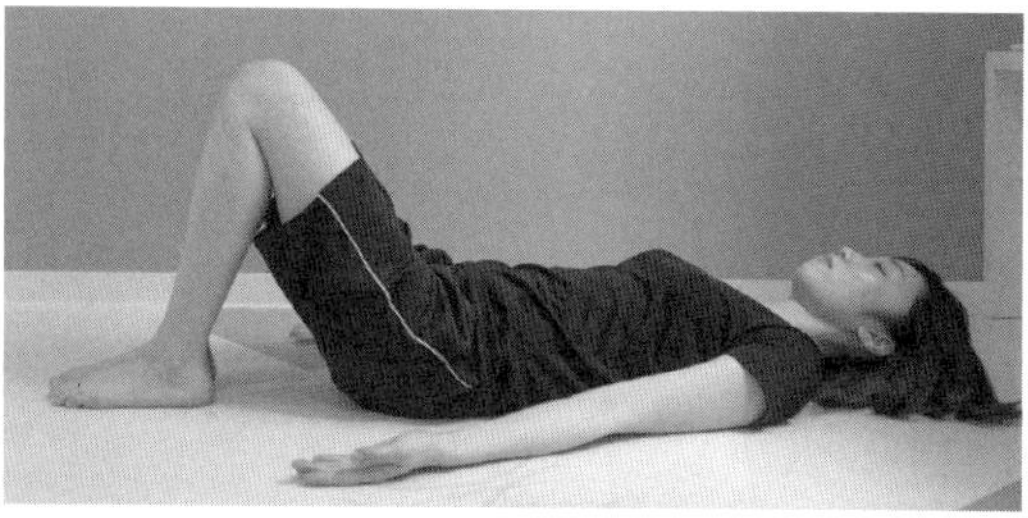

3 胸から膝が一直線になるようにお尻を持ち上げ、60 秒間キープします。
この一連の動作をゆっくり3回繰り返しましょう。

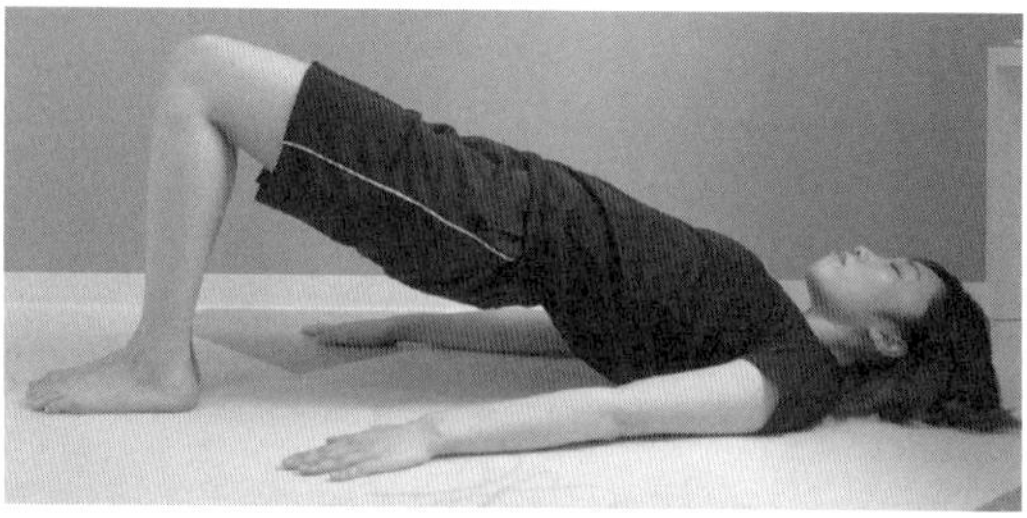

②骨盤スクワットでヒップアップ

このトレーニングも小尻効果と同時に、骨盤の歪みを矯正する効果や、ぽっこりお腹の解消にも効果があります。

骨盤スクワットを行うときの基本姿勢は、両足を肩幅くらいに開き、両足のつま先は外側に向けて立つのが基本姿勢です。

その状態から、お尻を上下に移動させるわけですが、この上下運動もゆっくりと行うことがポイントです。

カラダが硬い人にとっては、はじめのうちはつらいかもしれません。しかし、慣れてくれば、誰にでもできる簡単な運動ですので、美しいヒップラインを手に入れるために、ぜひ続けてみてください。

◆

骨盤スクワットでヒップアップ

1 両足を肩幅程度に開いて真っすぐに立ちます。
つま先は外側に開きます。

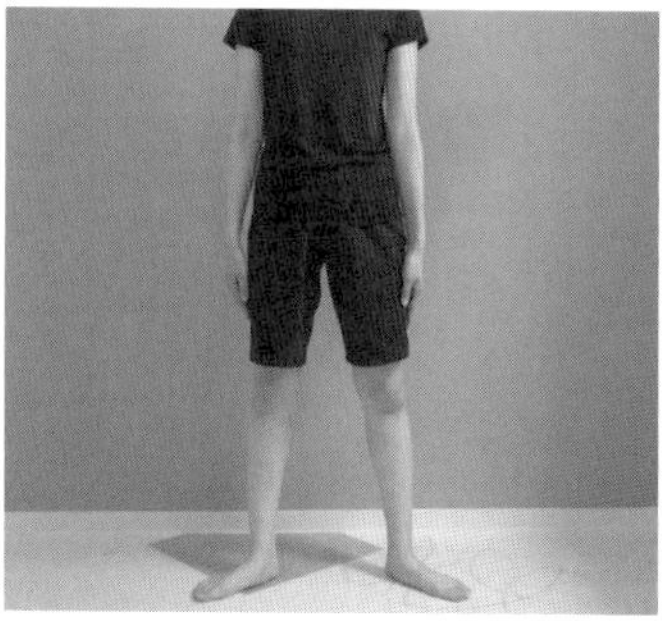

2 両足を少し曲げ、腰を落とします。

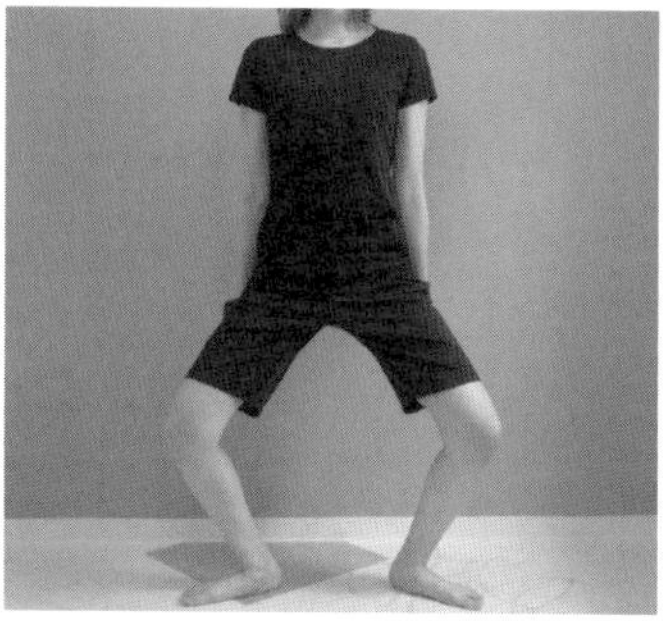

3 2の状態のままで深く深呼吸し、30秒間キープ。

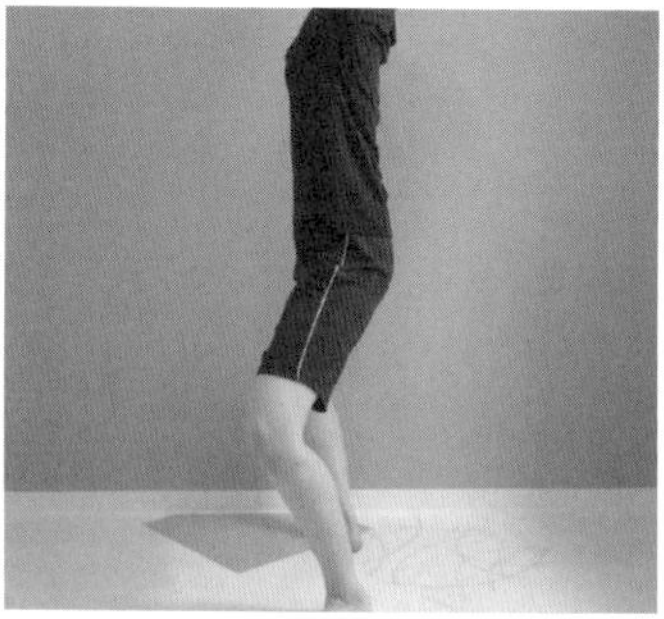

小尻をつくるヒップストレッチ

1 左足を後ろに伸ばし、右足は折り曲げて左側に入れます。

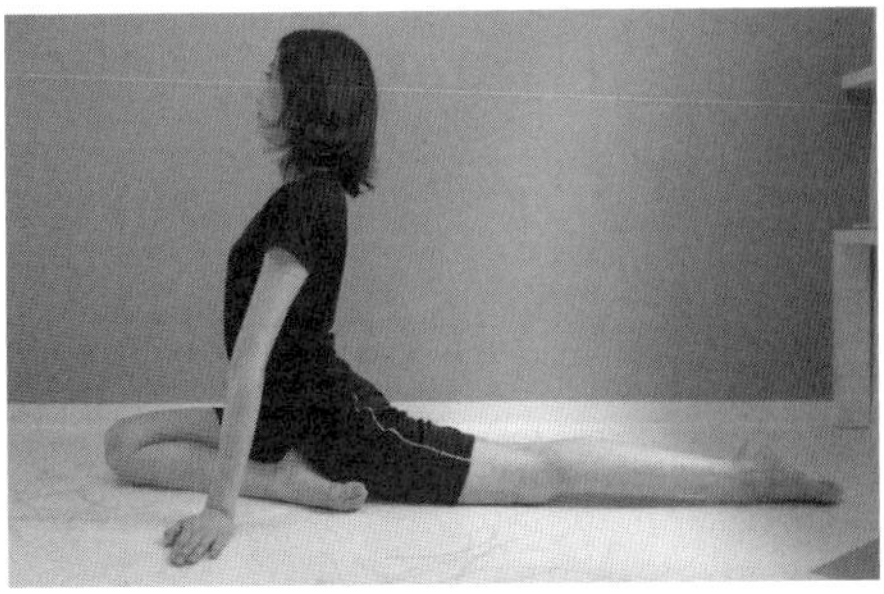

2 上体を前に倒し、その状態を30秒間キープします。今度は足を逆にし、同じ動作を行います。
この一連の動作をゆっくり5回繰り返しましょう。

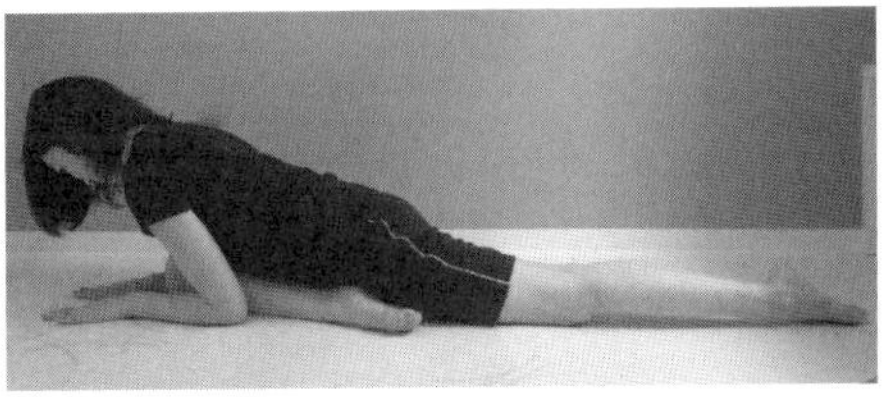

③小尻をつくるヒップストレッチ

このトレーニングも小尻効果と同時に、股関節まわりの柔軟性を高め、下半身の血流をよくする効果があります。

お尻のこりはお尻のたるみにつながります。普段、仕事で座りっぱなしの人は、このストレッチでお尻の筋肉をほぐすようにしましょう。

6日目

スラッと美脚になる

6日目は、スラッとした美脚になるための3つのトレーニングです。

①美脚になるための内ももアダクション

このトレーニングは内転筋という内ももの筋肉をきたえることで、スラッとしたボディラインを手に入れる効果があります。

内転筋が弱いと骨盤が不安定になります。するとO脚になってしまったり、内ももに脂肪がつきやすくなってしまいます。

内転筋は下半身の中で2番目に大きな筋肉ですので、下半身のボディメイクをするなら、この内転筋をきたえることが欠かせません。

普段の生活ではなじみのない動きですので、トレーニングの際には特に意識してき

美脚になるための内ももアダクション

1 横向きに寝て片足を4の字に曲げ、反対の足は伸ばして基本姿勢をつくります。

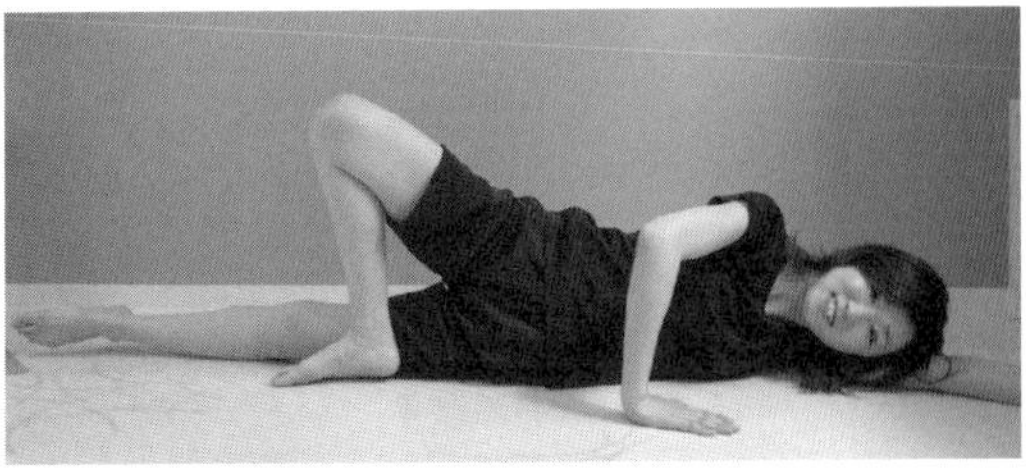

2 伸ばした方の足を上に上げます。
これを10～20セット行います。
終わったら、足を入れ替えて同様に10～20セット行います。

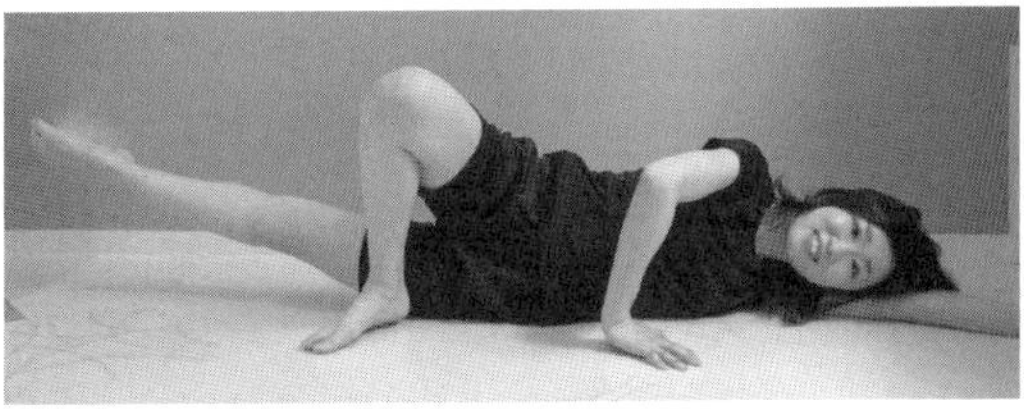

たえていくことが大切です。

ポイントは、上下運動させる足を限界まで高く上げ、広い可動域を意識すること。可動域が狭いと効果が半減します。

また、早い動作で足の上げ下げをしてしまうとケガの原因になりますので、ゆっくりとした上下運動を心がけましょう。

太ももを引き締めるうつ伏せ足上げ体操

1 うつ伏せになります。

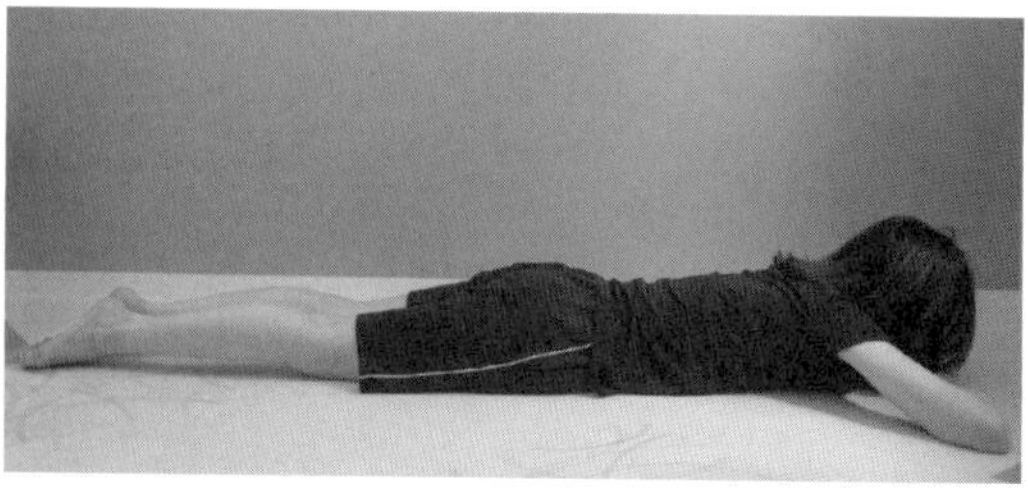

2 膝とつま先を真っすぐ伸ばし、足をできる範囲で上に上げ、10秒間キープします。

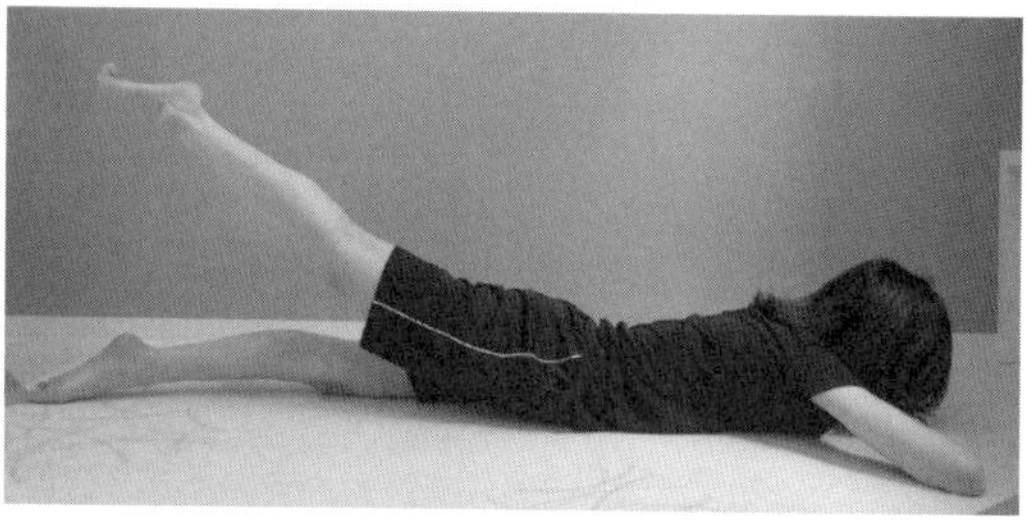

②太ももを引き締めるうつ伏せ足上げ体操

このトレーニングはスラッとした美脚効果のほかに、たるんだお尻を引き締める効果もあります。

足を上げた状態で10秒間キープするのがキツイ場合はあまり無理をせず、徐々にキープ時間を延ばしていくようにしましょう。

太ももを引き締めるうつ伏せ足上げ体操

3 足を下ろし、両足をつけた状態でお尻に力を入れ、キュッと引き締めます。

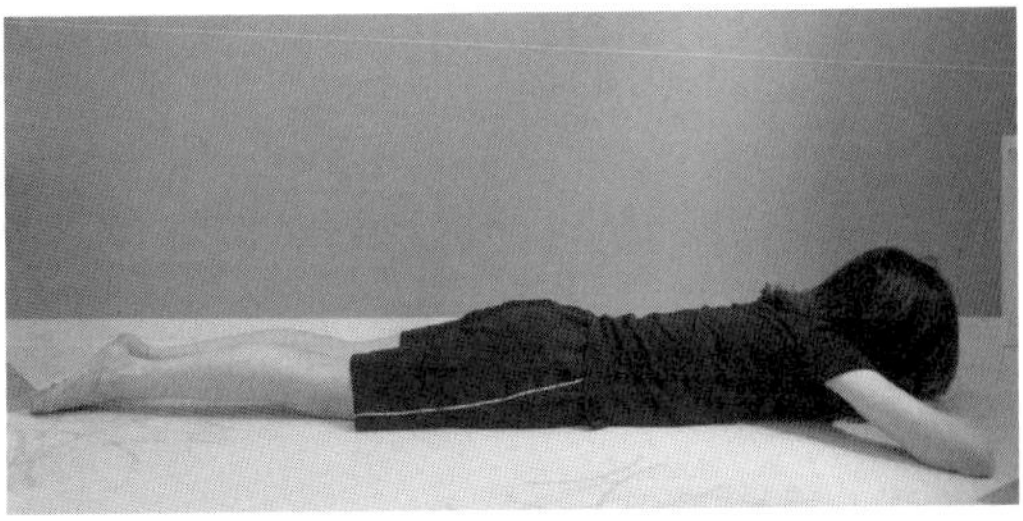

4 今度は反対の足を同じように上げて10秒間キープします。

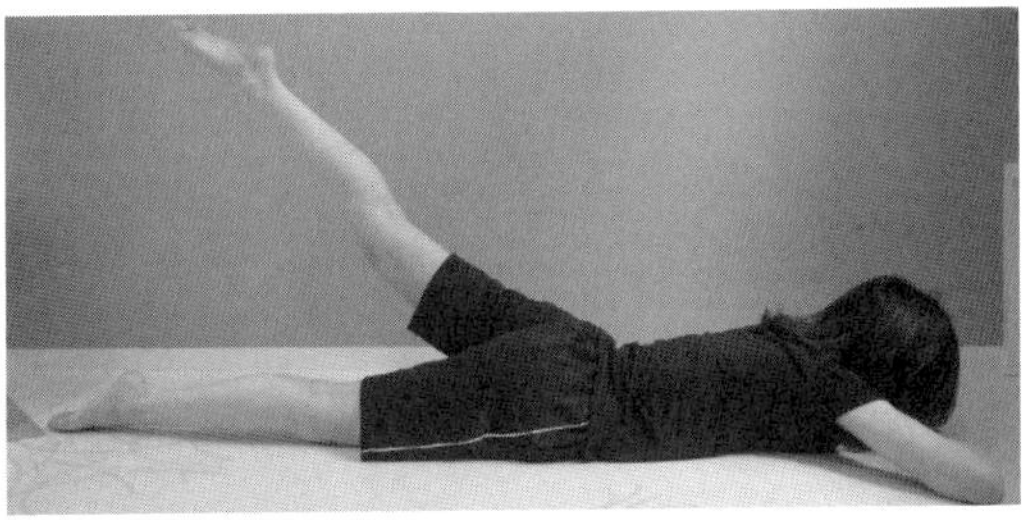

5 足を下ろし、両足をつけた状態でお尻に力を入れ、キュッと引き締めます。

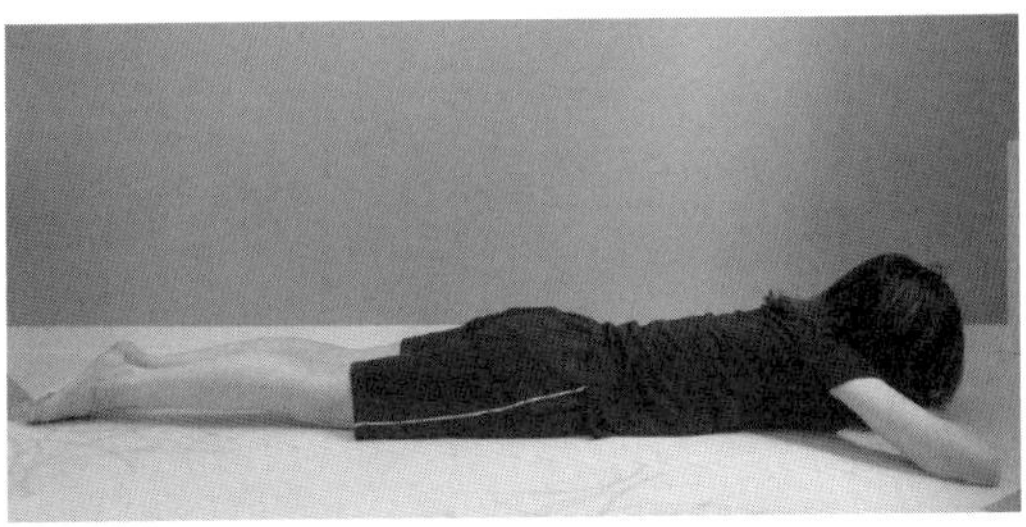

③つま先立ちシェイプアップ法

このトレーニングはつま先立ちで全身の体重を支えることで、下半身の筋肉を効果的にきたえることができ、美脚効果が得られます。

また、代謝アップやむくみ防止にもなるため、足やお尻のシェイプアップにもつながります。

かかとを上げる動きは主にふくらはぎの筋肉を使います。

ふくらはぎは「第二の心臓」といわれるように、足の血液を心臓に戻すという重要な働きをしています。

したがって、ふくらはぎの筋肉をきたえることはシェイプアップだけでなく、健康維持のためにも重要な意味がありますので、このトレーニングを習慣化することをおすすめします。

つま先立ちシェイプアップ法

1 両足を肩幅程度に開いて立ちます。

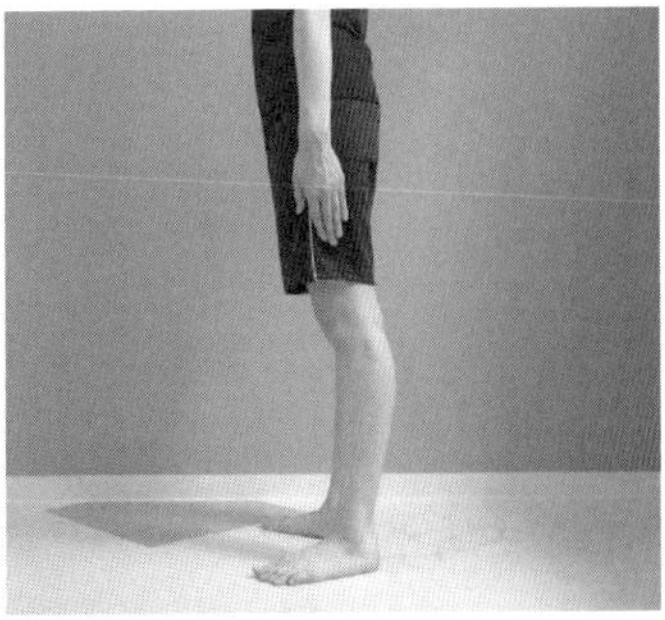

2 つま先立ちをし、5秒間その姿勢をキープします。

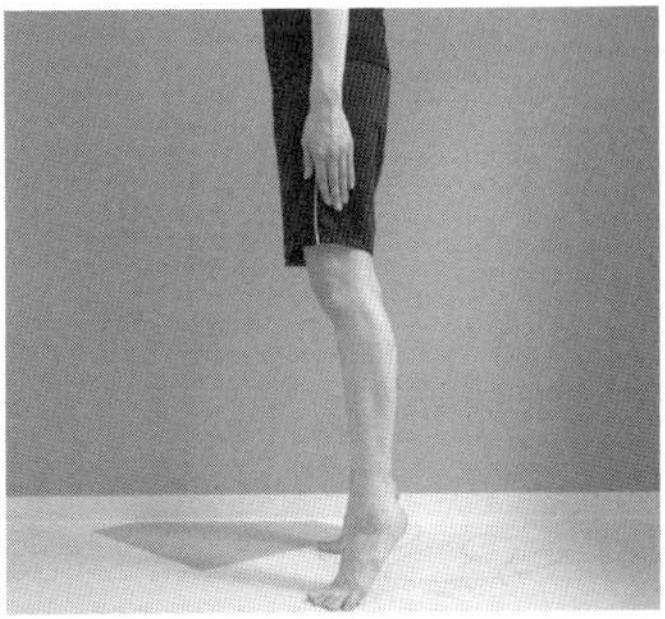

3 肩幅くらいに足を開き両足つま先立ちをします。

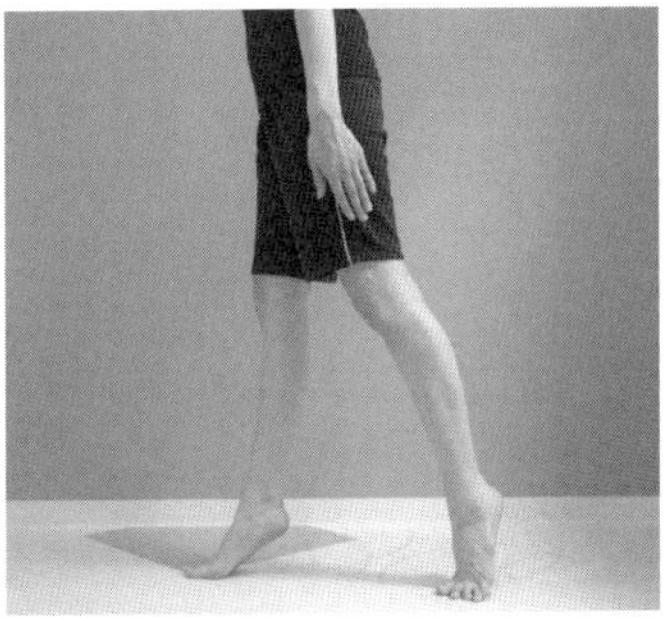

7日目 体幹をきたえる

7日目は、体幹をきたえるための3つのトレーニングです。これらの体幹トレーニングは、毎日あるいは2日に1回のペースでやると効果的です。

前にもお話ししましたが、体幹をきたえることには姿勢がよくなる、カラダのラインが美しくなる、疲れにくくなるなど、多くのメリットがありますので、第2章の体幹力チェックで体幹力が弱かった人は特に、これから紹介する3つの体幹トレーニングを日常生活の中に取り入れましょう。

どれも手軽にできる体幹トレーニングですので、スキマ時間をうまく活用するなどして体幹をきたえ、美骨美人を目指しましょう。

体幹トレーニング「プランク」

1 肘をついた状態でうつ伏せに寝転がります。
足はつま先立ちの状態にします。

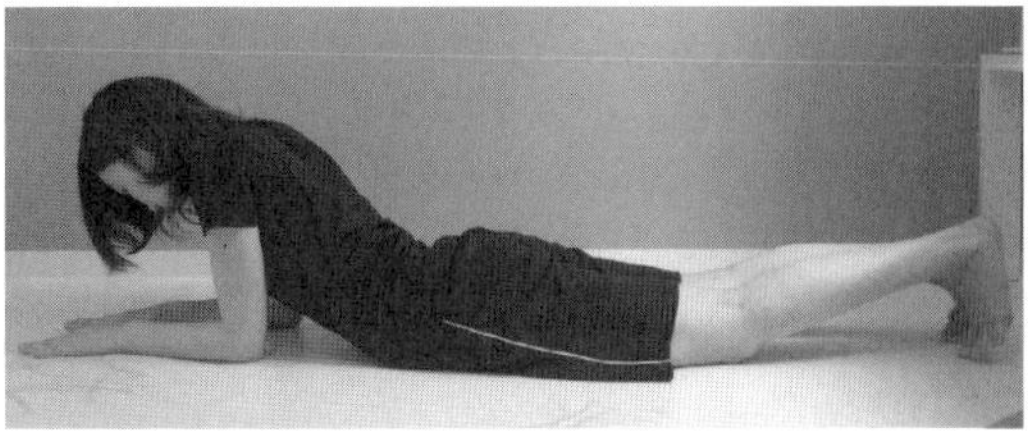

2 お尻を上げ、頭から背中、お尻、足のラインが一直線になるようにし、この姿勢を30秒間キープします。
これを3セット行います。

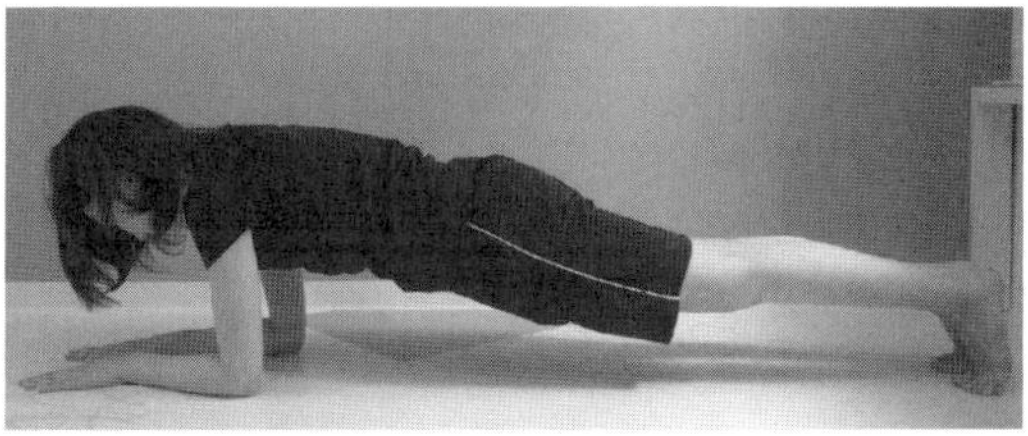

①体幹トレーニング「プランク」

両手両足は肩幅に開いてください。

肘とつま先に重点を置き、肘から先で補助的に体を支えるこのトレーニングは、腹筋を中心に体幹をきたえます。

最初のうちは「2」の状態を30秒間キープするのはキツイと思いますので、徐々に時間を延ばしていきましょう。

体幹トレーニング「逆プランク」

1 仰向けになり、両肘をついて上体を起こします。

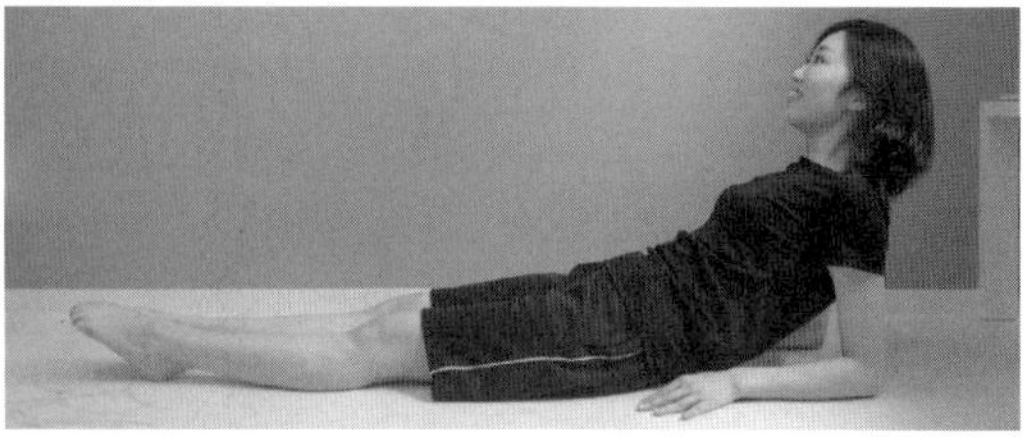

2 お尻を上げ、首からお腹、太もも、つま先のラインが一直線になるようにし、この姿勢を30秒間キープします。これを2セット行います。

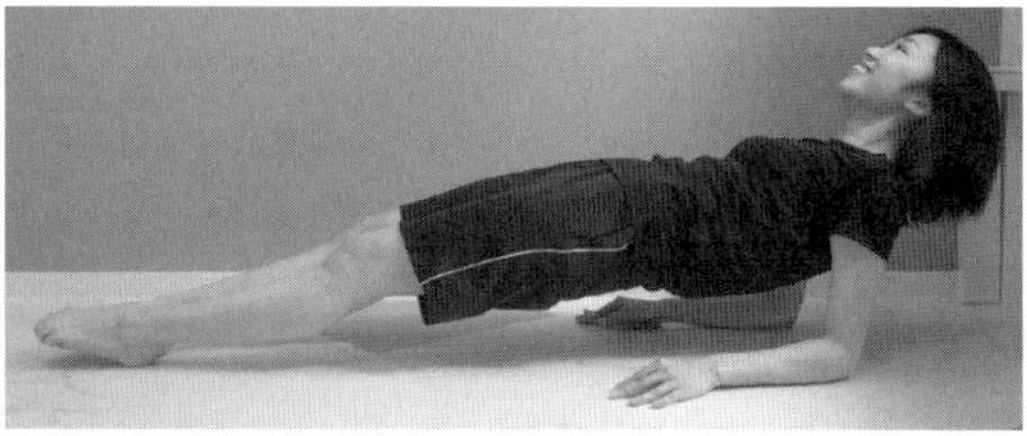

②体幹トレーニング「逆プランク」

お尻の筋肉を中心に体幹をきたえることができ、背筋に効果があります。猫背の解消にも効果的です。

両足をそろえて下半身をかかとで持ち上げる際に、カラダのラインが一直線になるように意識することがポイントです。

体幹トレーニング「サイドプランク」

1 横向きで横になり、肘をついて上体を起こします。

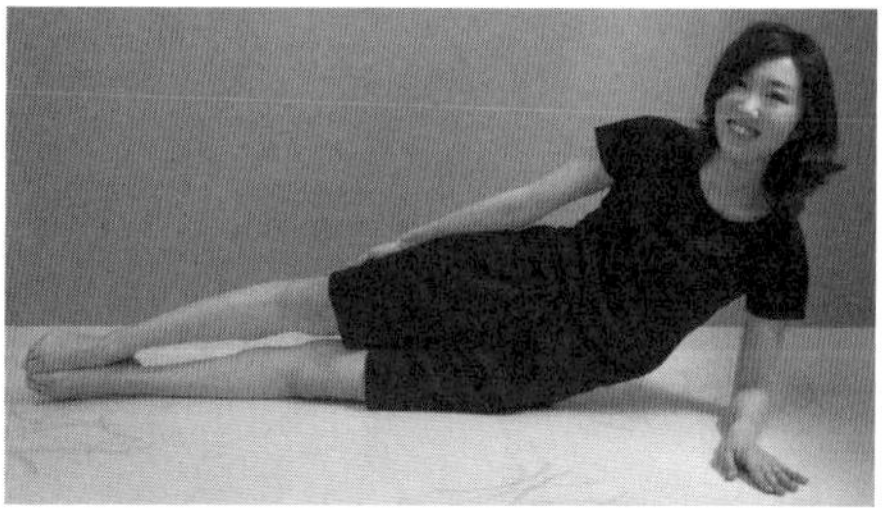

2 お尻を上げ、頭からお腹、お尻、足のラインが一直線になるようにし、この姿勢を30秒間キープします。
これを左右2セットずつ行います。

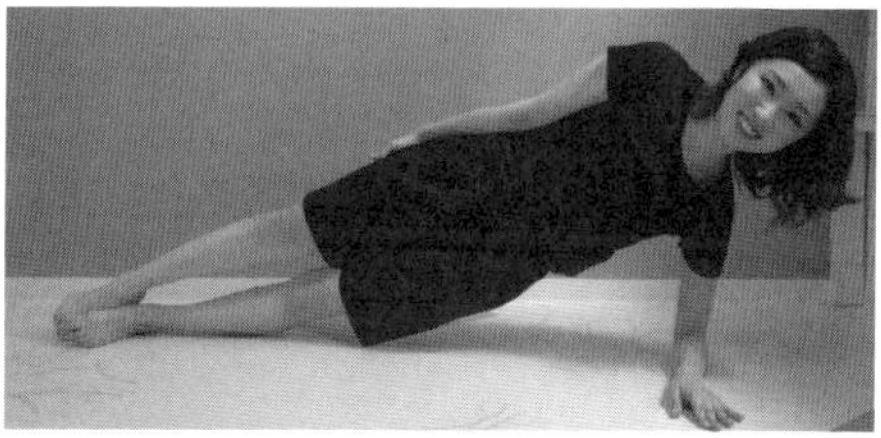

③体幹トレーニング「サイドプランク」

このトレーニングはカラダの側面の筋肉を中心に体幹をきたえることができます。

手で床を押すようにして、カラダが一直線になるように意識します。

美しいウエストラインを目指すなら、サイドプランクにぜひチャレンジしてみてください。

◆

以上、美骨美人になるための7日間プログラムをご紹介しました。

本章の冒頭でも述べたように、このプログラムは1日ごとに違った目的のトレーニングになっていますので、バランスのとれた美骨美人を目指すなら、すべてのトレーニングを毎日続けていただくのが理想です。

しかし、最初から張り切りすぎてしまうと、途中で息切れしてしまってトレーニングそのものをやめてしまう可能性もありますので、自分の目的に合ったトレーニングだけをチョイスして続けてみるというやり方でもかまいません。

たとえば、まずは小尻になりたい人は、5日目のトレーニングだけを1日置きに続けてみるというパターンです。

また、1日に3つのトレーニングを全部やるのではなく、1日に1つずつやるというもアリです。

何もやらなければ、何も変わりません。とにかく1つずつでもいいからやってみること、続けてみることが大切なのです。

美骨美人は、その先に必ず待っています。

第6章

美骨美人になるための「簡単エクササイズ」

リビングでもオフィスでもできるエクササイズがある！

前章では、美骨美人になるための7日間プログラムをご紹介しました。

美骨美人になるためには、それらのトレーニングを毎日コツコツ続けることが大事なことは言うまでもありません。

しかし、中にはトレーニングの時間をわざわざつくるのが難しいという人もいることでしょう。

そこで本章では、普段の生活の中で簡単にできるエクササイズや生活習慣を、いくつかご紹介しておきたいと思います。

これは、家事の時間や通勤中、入浴中、歯磨き中など、日常的な動作の中に、少しずつエクササイズを取り入れていくという方法です。

運動のためにどこかへ出掛けたり、わざわざ時間を確保したりする必要もないため、忙しい毎日を送っている人や、軽い運動から始めたいという人におすすめです。

時短のトレーニングとはいえ、カラダの部位を意識しながらエクササイズすることにより、さらに効果を高めることができます。

自宅やオフィス、通勤電車の中など、いつでも、どこでもできるものばかりですので、普段の生活の中に取り入れることで、美骨美人を目指しましょう。

まずはこんな生活習慣を変えましょう！

美骨美人を目指すには、骨盤の歪みにつながる生活習慣をやめることが重要です。なぜなら、普段の生活習慣が骨盤を歪めるものになっていては、せっかく骨盤を矯正するトレーニングを行っても、骨盤の歪みが元に戻ってしまうからです。

では、どのような生活習慣を改めればいいのか？
それは次の通りです。シチュエーション別にご紹介していきましょう。

自宅でCHECK

- □ 椅子やソファーに腰掛けて足を組む際、いつも同じ足を上にしている
- □ 前かがみの状態で椅子に浅く腰掛けている
- □ 片方のお尻だけに体重をかけて座っている
- □ 椅子に座ったとき、足が床から浮いている

自宅でチェック

■椅子やソファーに腰掛けて足を組む際、いつも同じ足を上にしている

☞座って足を組むとき、下になる足は内側に入ってねじれています。すると、上にした足の外側が引っ張られて、骨盤、お尻や腰の筋肉までも引っ張られます。それによって、上半身は丸くなり、横から見たら猫背になります。足を組む際、**ときどき上にする足を変える**ようにしましょう。

■前かがみの状態で椅子に浅く腰掛けている

☞この状態を長時間続けていると、背中の筋肉が緊張し、肩こりや腰痛の原因にもなり

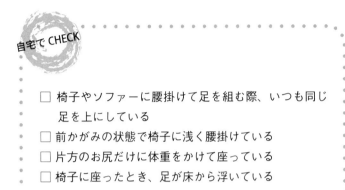

ますので、**深く腰掛け、背中は背もたれに寄りかかる**ようにして座りましょう。

■片方のお尻だけに体重をかけて座っている

ほとんどの人は、片側のお尻に偏って座っています。どちらかのお尻に体重を乗せ続けることは、腰痛やぎっくり腰、坐骨神経痛、猫背の原因となってしまいます。**両方のお尻に均等に体重をかける**ようにして座りましょう。

■椅子に座ったとき、足が床から浮いている

足が床から浮いていると体重がすべてお尻にかかり、骨盤の歪みを助長しますので、**足裏が床につくように椅子の高さを調整**しましょう。

通勤時 CHECK

- □ ショルダーバッグをいつも同じ側の肩にかけている
- □ 手提げカバンをいつも同じ側の手で持っている
- □ いつも同じ足に体重をかけて立っている
- □ 前かがみの状態で立っている
- □ 上体を反らした状態で立っている

通勤時チェック

■ショルダーバッグをいつも同じ側の肩にかけている

いつも同じ側の肩にバッグをかける癖がつくと、背中がかけている側に側弯《そくわん》し、首も張ってしまいます。

側弯の影響で片方の肩が下がってしまうので、**意識的に反対側の肩にかける**ようにしましょう。

またかけるときは首に近いところにかけるのではなく、**外側の肩ギリギリにかける**と首への負担を少なくできます。

■手提げカバンをいつも同じ側の手で持っている

重い荷物などを持つときは、どうしても利き手に頼ってしまいがちです。しかしいつも同じ手で持っていると、歩くときのバランスも悪くなり、骨盤が歪んできます。骨盤が歪むと、背骨のバランスが悪くなり、腰痛、肩こり、猫背などの原因になります。**ときどきカバンを持つ手を替える**ようにしましょう。

■いつも同じ足に体重をかけて立っている

いわゆる「休めの姿勢」です。軸足を交互に入れ替えず、いつも同じ片側の足ばかりで立っていると、軸足側の骨盤が高くなり、反対側は下がってしまいます。この状態が長くなることで背骨や骨盤が歪みます。

また、片方の腰に体重が乗っているので、腰痛になったり、悪化してしまったりする可能性があります。

交互に体重をかけ、バランスをとるようにしましょう。また、**両足に均等に体重をかけて立つ**ことも大事です。

■前かがみの状態で立っている

☞猫背や前かがみが常態化すると、腰椎が後方へ弯曲し、骨盤が後ろ側へ傾いた状態になりやすくなります。腰の骨と骨の間にはクッションの役割を担う椎間板がありますが、前かがみの姿勢によって椎間板の中央にある髄核という組織が後ろへずれる方向に負荷がかかり、ぎっくり腰や椎間板ヘルニアを引き起こしてしまいます。また、背中の筋肉が常に緊張して血流不足になります。

背筋をピンと伸ばして立つよう心がけましょう。

■上体を反らした状態で立っている

☞壁に背をつけるように立ったとき、壁と腰の間に手が余裕で入ってしまう状態が「反り腰」。腹筋などカラダの前側の筋肉と、姿勢を支えるべき体の後ろ側の筋肉のバランスの崩れが原因で、腰痛を引き起こします。

上体を反りすぎないよう真っすぐに立ちましょう。

オフィスで
CHECK

□ パソコンがカラダのななめ前にある
□ キーボードがカラダから離れすぎている

オフィスでチェック

■パソコンがカラダのななめ前にある

☞カラダをひねりながらパソコン作業をしていると、一部の筋肉だけに負荷をかけている状態になります。この状態で長時間いることで血液の循環が悪くなり、骨盤や背骨が歪む原因になりますので、**パソコンは必ずカラダの真正面に置く**ようにしましょう。

■キーボードがカラダから離れすぎている

☞キーボードやマウスの位置が離れすぎるとキーボードに合わせて体をよじっている状態になるため、手の移動量が増え疲労につながります。

猫背になり、歪みの原因になりますので、**肘を90度に曲げたときにちょうどいい位置に置く**ようにしましょう。

スキマ時間でできる美骨美人エクササイズ

続いては、スキマ時間を利用して手軽にできるエクササイズをいくつかご紹介しておきたいと思います。

ちょっとした空き時間に手軽にできるものばかりですので、ぜひ普段の生活の中に取り入れてください。

①後ろ歩き

いつも同じ生活をしていると、6割から7割の筋肉が眠った状態だといわれています。ですので、たまに眠っている筋肉を動かしてあげることが大事なのです。

その1つ、普段と逆の動作をするだけで手軽にできるトレーニングとしておすすめしたいのが「後ろ歩き」です。

自宅やオフィスの廊下、公園など、後ろに何もない安全な場所で、1回につき20歩から30歩程度、後ろ歩きをしましょう。

普段と逆の動作をすることは、普段使っていない弱った筋肉を強化することにつながります。その結果、基礎代謝がアップし、痩せやすい体質になるのです。

最初のうちは真っすぐ歩けないかもしれませんが、諦めずに続けてみてください。何度かやっていくうちに、真っすぐ歩けるようになるでしょう。

骨盤回しストレッチ

1 両足を骨盤の幅に開いて立ちます。

2 両手を腰にあて、骨盤を意識しながら、大きな円を描くように腰を左回りに 10 回転させます。

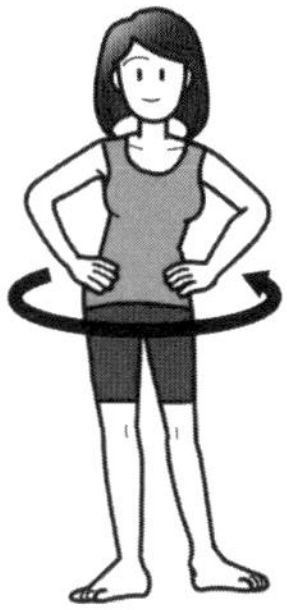

3 今度は右回りに 10 回転させます。

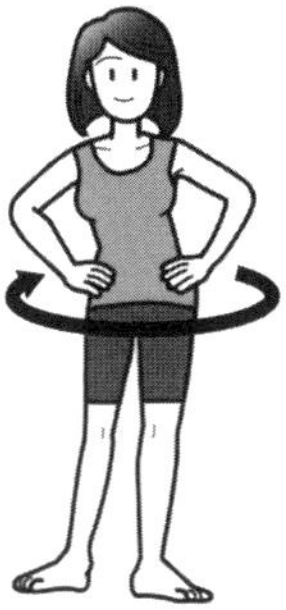

②骨盤回しストレッチ

立っているときに、いつでもどこでも、簡単にできるのが「骨盤回しストレッチ」です。

やり方は簡単、腰を左右に回転させるだけです。これを1セットとして、1日に3セット行うのが理想です。

単純な運動に思われがちですが、骨盤の歪みの矯正には効果大です。ぜひやってみてください。

③寝たまま骨盤ストレッチ

朝起きたときや夜寝る前など、ベッドや布団の上で簡単にできるのが「寝たまま骨盤ストレッチ」です。

骨盤が歪むことになる原因の1つが、背骨から骨盤を経て大腿骨につながる筋肉（腸腰筋）がこり固まってしまうことです。

そこで、この筋肉を定期的にほぐしてあげることで、骨盤の歪みを解消することができます。

このストレッチでは、両手を頭の上に伸ばしたとき、上半身は肩甲骨から上へ、下半身は骨盤から下へ引っ張るイメージで伸ばすことがポイントです。これを3回繰り返します。

最初は1回からでもＯＫですので、まずは朝起きたときから始めるようにしてみましょう。寝ている間に固まってしまった筋肉をほぐすことで、シャキッと気持ちのよい朝がスタートします。

寝たまま骨盤ストレッチ

1 寝たままで、両手を頭の上に伸ばします。

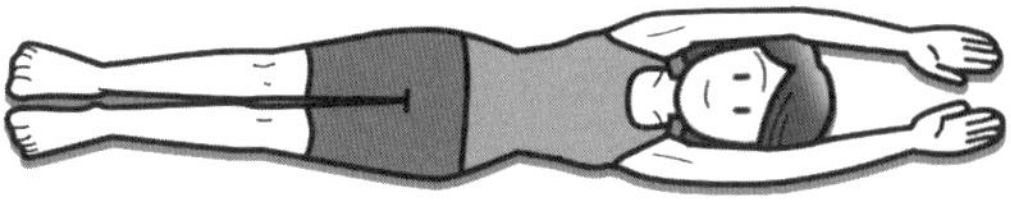

2 左側の骨盤を浮かせてカラダをねじり、5秒間停止します。

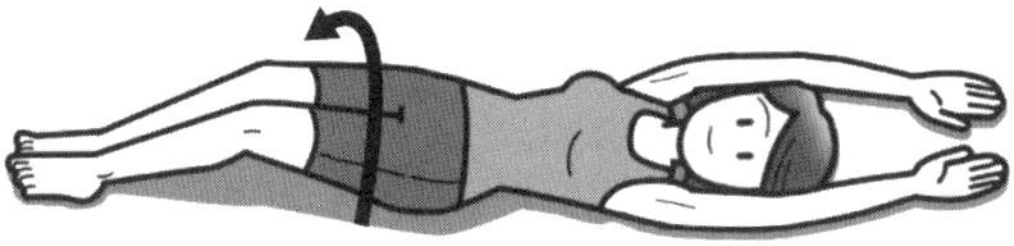

3 ゆっくりと元の状態に戻します。
次に、右側の骨盤で同じ動作を行います。

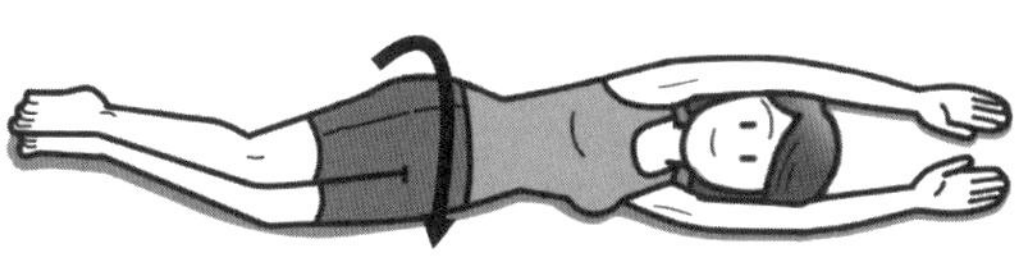

④立ったまま骨盤ストレッチ

続いては、立ったままできる骨盤ストレッチです。

こちらもリビングでテレビを見ながらや、キッチンで料理をしながらなど、スキマ時間でできるストレッチですので、日々の生活の中に取り入れましょう。

このストレッチは体幹の側屈運動で腹斜筋を伸ばすことが目的です。

カラダの側面の筋肉が十分に伸びていることを意識して、カラダをひねらないように注意してください。

普段はしないポーズをとることで、カラダが伸びて気持ちいいなと思えるぐらいの側屈加減がベストです。

また、呼吸を意識しながら、ゆっくりと行うこともポイントです。

これを3セット行うのが基本ですが、時間のあるときに1セットでもいいので行うようにしましょう。

立ったまま骨盤ストレッチ

1 立ったままで左足を右足の後ろに交差させます。このときフラフラするようなら、壁などに手をついてもOKです。

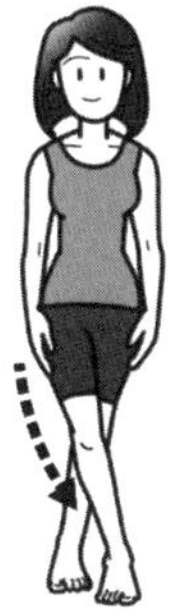

2 右足を軸にして右側に上半身を傾けて5秒間静止し、しっかり伸ばします。

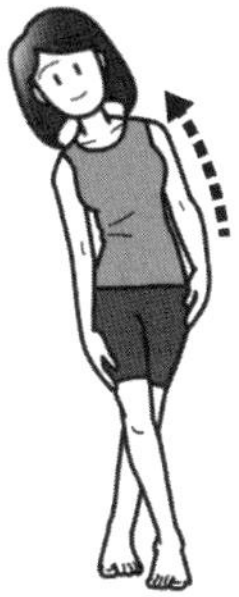

3 次に、左右の足を逆にして、同様の動作を行います。

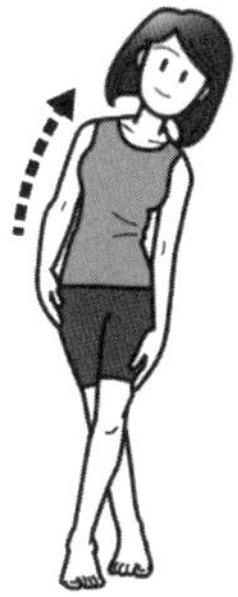

⑤タオルたぐり寄せエクササイズ

次に紹介するのは、足の筋肉のバランスを整えるエクササイズです。

普段あまり使うことのない足の内側の筋肉を使うことで、足の筋肉のバランスが整うことになり、ひいては骨盤のバランスも整うことになります。

主にふくらはぎをきたえるエクササイズですが、足の裏を意識しながら行うことで、足の裏にも刺激を与えられます。

土踏まずがしっかりあると歩行の負担も減り、むくみや冷えの改善にもなります。エクササイズの際には足の指でしっかりと床を押すように行いましょう。

このエクササイズで使用するのは、タオル1枚です。タオルがない場合は、古新聞やチラシでもかまいません。

椅子に座った状態でできるエクササイズですので、オフィスでの仕事の合間や、家でテレビを見るときなど、椅子に座ったときはこのエクササイズを行う習慣をつける

タオルたぐり寄せエクササイズ

1 椅子に座ります。
このとき椅子の高さを、足の裏全体が床につくように調節してください。
椅子の前にタオルを置き、その上に右足を乗せます。

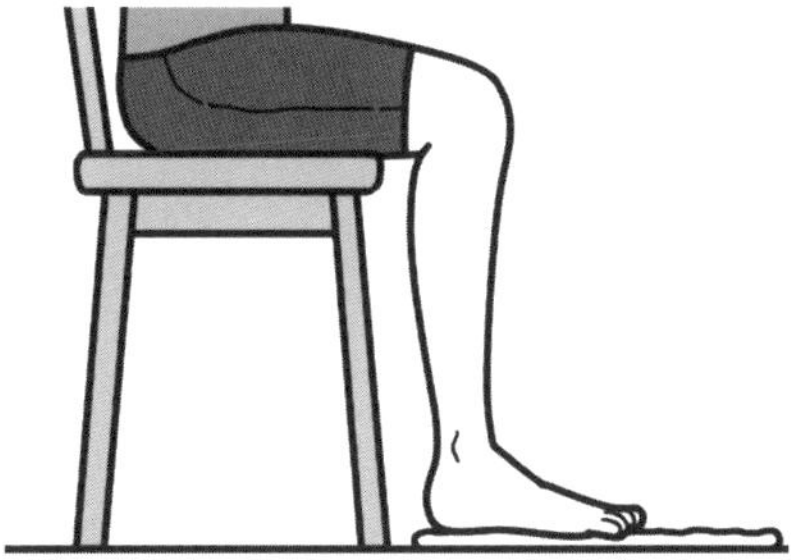

2 右足の指を動かして、ゆっくりとタオルをたぐり寄せます。
今度はタオルを左足の下に置き、同じ動作を行います。

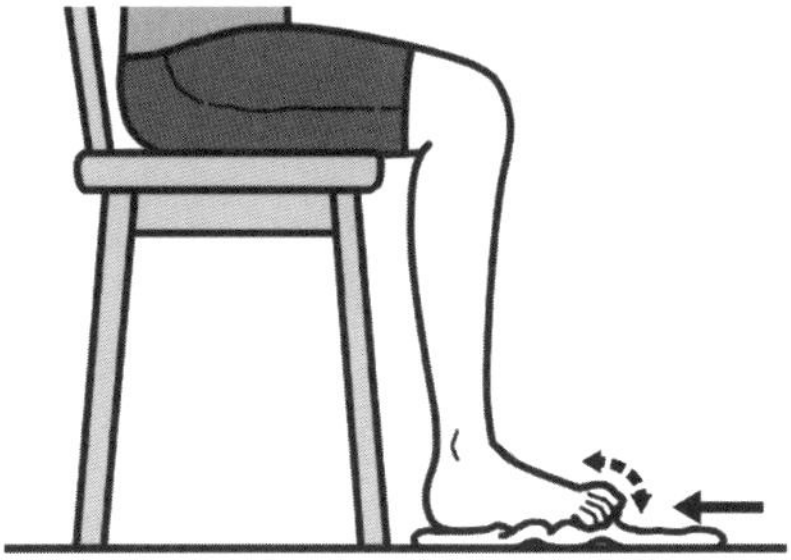

といいでしょう。

これも1日に3セットが基本ですが、まずは1セットから始めてみましょう。

なお、このエクササイズは立った状態で行っても同じような効果が期待できますので、歯を磨くときや、料理をしているときのスキマ時間を有効活用してもいいでしょう。

◆

⑥チェアースクワット

最後に、お腹からお尻、太ももの筋肉を一度にきたえることができるトレーニングをご紹介しておきましょう。

といっても、ハードなものではありません。何かをしながら、いつでも、どこでも手軽にできるものです。

しかも、多くの人が1日に何度も行っている動作に、たった5秒プラスするだけですので、意識さえしていれば1日に何回でもできます。

いわゆるスクワットを行っていると、どうしても疲れてくるにしたがって腰の落とし方が浅めになってしまいがちです。チェアースクワットではじめから椅子が用意されていますので、腰を落とす位置の目安となります。

どのくらいまで膝を曲げたらいいのかを知ることができ、スクワットの正しいフォームも身につけられます。

やり方は簡単です。

チェアースクワット

1 椅子に座るとき、スクワットをするように、ゆっくりと膝を曲げます。
お尻が座面につきそうになったら、座る直前にその状態で５秒間停止します。

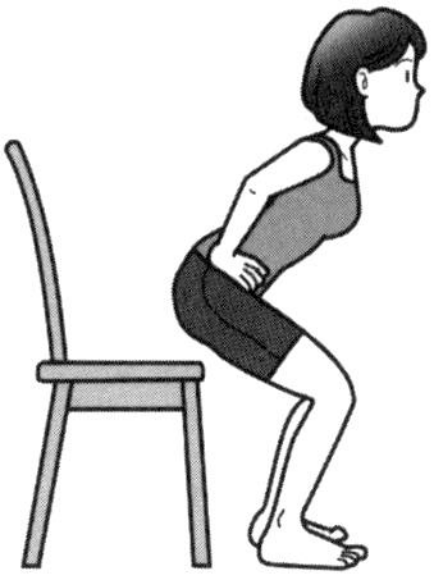

椅子に座るとき、勢いよくドスンと座るのではなく、スクワットをするように、ゆっくりと膝を曲げていき、お尻が座面につきそうになったら、座る直前にその状態で5秒間停止するだけです。たったこれだけのことですが、意外と効果があります。

このスクワットのポイントは次の３つです。

・お尻が椅子につくかつかないかで5秒間停止すること
・スクワットを繰り返し行う際には、落とした腰を元の位置に戻すときに、膝を完全に伸ばしきらないようにすること
・膝を曲げたときにつま先よりも前に膝が出な

いように、背すじを真っすぐにした状態で腰を落とすこと

トイレに座る回数も含めると、1日の中で椅子に腰掛ける回数は少ない人でも30回以上はあると思います。

そのうちの何回かはこのチェアースクワットを行うようにし、習慣化するといいでしょう。

大臀筋をきたえることでヒップアップ効果が得られるだけでなく、足が細くなり骨盤に安定感が生まれ、腰痛や冷え性の改善につながります。

◆

以上、スキマ時間で簡単にできるエクササイズをいくつかご紹介しましたが、いかがでしたでしょうか？

〝ローマは一日にして成らず〟。美骨美人も、一朝一夕にはなれません。コツコツとトレーニングやエクササイズを続けていくことが大事なのです。

逆に言うと、本章で紹介したエクササイズを習慣化してしまえば、美骨美人に一歩

も二歩も近づくことができるのです。

ラジオの「テレフォン人生相談」の回答者として有名な社会心理学者の加藤諦三氏も、次のように言っています。

「幸せになるためには、自分の人生の目的にそった習慣を身につけることである」

美骨美人になれば、本当に人生が変わります。

さあ、あなたも習慣を変えて、幸せな人生を手に入れてください。

あとがき

美骨美人は365日幸せ！

最後までお読みいただき、ありがとうございました。

本書の中で述べてきたように、美骨美人には本当にたくさんのメリットがあります。

だから、あなたにも美骨美人になっていただきたくて、この本を書きました。

本書で紹介したトレーニングは、簡単で効果的なものばかりです。即効性のあるものではありませんが、毎日少しずつコツコツ続けていくことで、確実に美骨美人になることができます。

私のサロンでは、マシンを使って美骨美人になるまでの時間短縮を図っていますが、本書で紹介したトレーニングだけでも、十分効果は期待できます。

美骨美人になると、幸せな人生が待っています。

理想のカラダに近づくことで、心に余裕が生まれます。
毎日が本当にキラキラと輝き出します。
365日、幸せな日々を過ごすことができます。
これまで諦めていた夢も叶うかもしれません。

あなたが美骨美人になって幸せな人生を手に入れていただければ、著者としてこれほどうれしいことはありません。

最後になりましたが、出版の機会を与えてくださいました合同フォレストの皆さま、出版のきっかけをつくってくださった天才工場の皆さまに、この場を借りてお礼申し上げます。
また、いつも頑張ってくれているスタッフのみんなにも感謝したいと思います。

著者プロフィール

溝渕博紀（みぞぶち ひろき）

柔道整復師。ひかり整骨院院長。

1987年、香川県高松市生まれ。

高校3年生のとき、親の老後の面倒をみることを考え、医療の道を志す。

高校卒業後、大阪凰林医療学院に入学。ここで3年間学び、卒業後は大阪の整骨院に就職。整骨院の厳しさと現実を学ぶ。

24歳のときに、地元の高松市で「ひかり整骨院」を開業。3年目には、整骨院の運営会社「株式会社エクスパンド」を設立。28歳のときに、「株式会社ケアハンド」を設立し、訪問医療への進出を果たす。

また、体幹トレーニングと骨盤矯正を組み合わせた美骨美人になるためのメソッド「ＭＢＭ（ミゾブチ・ビューティー・メソッド）」を開発。多くの女性を美骨美人にしている。

人生のミッションは、ＭＢＭを多くの女性に広め、女性に幸せになってもらうこと。

ひかり整骨院
https://www.hikari-takamatsu.com/

企画協力　吉田　浩（株式会社天才工場）
編集協力　堀内　伸浩
組　　版　春田　薫
装　　幀　ごぼうデザイン事務所
イラスト　Shima.

モテ美骨！

ドキッとさせる「美骨美人」になる7日間プログラム

2020年7月30日　第1刷発行

著　者　溝渕　博紀
発行者　山中　洋二
発　行　合同フォレスト株式会社
郵便番号 101-0051
東京都千代田区神田神保町 1-44
電話 03（3291）5200　FAX 03（3294）3509
振替 00170-4-324578
ホームページ　https://www.godo-forest.co.jp
発　売　合同出版株式会社
東京都千代田区神田神保町 1-44
印刷・製本　新灯印刷株式会社

ISBN 978-4-7726-6154-6　NDC498　188×130